Czech

Konstitution und Typologie

Dissertation an der Medizinischen Fakultät
der Eberhard-Karls-Universität zu Tübingen

Konstitution und Typologie in der Homöopathie

des 19. und 20. Jahrhunderts

Von Barbara Czech

HAUG

Karl F. Haug Verlag · Heidelberg

Die Deutsche Bibliothek - CIP-Einheitsaufnahme

Czech, Barbara:
Konstitution und Typologie in der Homöopathie des 19. und 20. Jahrhunderts / von Barbara Czech. - Heidelberg : Haug, 1996
(Homöopathie)
ISBN 3-7760-1595-0

Titel-Nr. 2595 • ISBN 3-7760-1595-0

Druck und Verarbeitung: Druckhaus Darmstadt GmbH, 64295 Darmstadt
Konvertierung und Satz: Wolfgang Seidel, Kommunikationsservices, 76865 Insheim

für Thomas Mc Keen (†)

Inhalt

1 Einleitung

In der Medizin und insbesondere in der medizinischen Praxis läßt sich immer wieder beobachten, daß nicht nur die allgemeine Krankheitsanfälligkeit von Mensch zu Mensch variiert, sondern gerade auch die spezielle Krankheitsdisposition der verschiedenen Organsysteme sehr unterschiedlich ausgeprägt ist. Dabei fällt zusätzlich auf, daß solche Symptome mit weiteren physischen und seelisch-geistigen Charakteristika korrelieren. Dieser tiefere Zusammenhang von der Krankheitsdisposition zur Individualität oder auch Konstitution des Menschen war und ist Gegenstand vielfältiger medizinischer Lehren, für welche die Suche nach einem ganzheitlich-medizinischen Ansatz und einer Therapie, welche die Gesamtheit des Menschen umfaßt, charakteristisch ist. Eine mehr auf die detallierte Untersuchung einzelner Krankheiten und ihrer Ursachen gerichtete Wissenschaft, wie sie in der heutigen Medizin dominiert, legt einen anderen Schwerpunkt. Der Medizinhistoriker Henry Sigerist erkennt in diesen Polen zwei grundsätzlich verschiedene Systematisierungstendenzen in der Medizin, die jedoch beide ihre Berechtigung haben. Dabei stellt er folgendes fest:

> "Stets wurde entweder an der Krankheit oder am Menschen systematisiert, nie an beiden zusammen. Und es ist fraglich, ob dies überhaupt durchführbar ist, ob dies überhaupt je gelingen kann."[1]

Aus der Vielfalt konstitutioneller Lehren hebt sich die Homöopathie dadurch ab, daß sie zum einen viele verschiedene konstitutionstypologische Ansätze in sich vereinigt und zum anderen einen besonders engen Bezug zur Therapie herstellt. Daher bietet sich ihre Untersuchung an.

Für eine differenziertere Betrachtung ihres konstitutionellen Ansatzes scheint es hilfreich, zunächst allgemeine Gesichtspunkte zu beleuchten. So sind einerseits mit jeder typologischen Forschung ganz spezifische Schwierigkeiten und Gefahren verbunden, die daher schon zu Beginn angesprochen werden sollen. Andererseits stößt man in diesem Zusammenhang auf ein breites Spektrum eng aneinander angrenzender und zu einzelnen Zeiten verschieden belegter Begriffe, so daß ihre begriffsgeschichtliche Analyse notwendig ist. Um Bezüge zu anderen Konstitutionslehren knüpfen und eine Beeinflussung des homöopathisch-konstitutionellen Ansatzes zeigen zu können, wird schließlich ein Überblick über die Entwicklung des konstitutionellen Gedankens in der Schulmedizin hinzugefügt. Auf dieser Grundlage kann anschließend der homöopathisch-konstitutionelle Ansatz näher betrachtet werden. Da die heutige Homöopathie aus der

---

1 SIGERIST (1929) S. 107f.

weiteren Ausformung der Lehre ihrers Begründers Samuel Hahnemann resultiert, soll die Untersuchung den Etappen der Entwicklung der Homöopathie folgen. Dabei ist u.a. die Frage zu stellen, ob es einen einheitlichen konstitutionell-typologischen Ansatz in der Homöopathie gibt. Wegen der Fülle des Materials ist für diese Arbeit eine Beschränkung auf die deutschsprachige Literatur und den Zeitraum bis zum frühen 20. Jahrhundert notwendig. Eine genaue Analyse inwiefern es der Homöopathie gelingt, eine Synthese der beiden oben genannten polaren Systematisierungstendenzen herzustellen, muß einer späteren Untersuchung vorbehalten bleiben.

2 Konstitutionelles Denken in der Schulmedizin

2.1 Allgemeine Schwierigkeiten typologischer Forschung

Da dem typologischen Ansatz einige grundsätzliche Schwierigkeiten immanent sind, soll vor der näheren Betrachtung seiner Stellung in der Geschichte der Medizin den drei wichtigsten mit ihm verbundenen Fragestellungen nachgegangen werden.

2.1.1 Methodik

Die erste Fragestellung berührt die anzuwendende Methodik. Wie ein roter Faden ziehen sich zwei polare Ansätze durch die verschiedenen Konstitutionslehren, wobei einer ganz in der Empirie liegt. Durch vergleichende Untersuchungen ergeben sich bestimmte Merkmale, die sich zur Differenzierung einzelner Konstitutionstypen zu eignen scheinen. Über weitere Korrelationsforschung werden die als grundlegend eingeschätzten Merkmale zu Merkmalskomplexen, d.h. zu Typen[1], ausgebaut.[2] Eine solche empirisch geleitete Forschung gewinnt schließlich Realtypen, die eine Typologisierung einzelner Konstitutionen erlauben. Besonders markante, dem Realtypus sehr nahe kommende Konstitutionen, werden als reine Typen bezeichnet. Der zweite Ansatz liegt auf mehr theoretischer Ebene. Die Unterscheidung einzelner Typen entstammt hier weniger der Empirie: Die Typen werden per Intuition erkannt, erdacht oder konstruiert.[3] Auf diese Weise gewonnene Typen werden als Idealtypen bezeichnet, da sie in ihrer Reinform keinen Realitätswert beanspruchen und auch empirisch nicht nachprüfbar sind.[4]

Die beiden hier charakterisierten Ansätze werden jedoch nie ausschließlich beschritten. Anton Eigner bringt es auf den Punkt, indem er konstatiert, daß Typen rein statistisch nicht gefunden werden können. Wohl aber sei die Statistik in der Lage, auf anderem Wege entdeckte Typen zu verifizieren.[5] Seiner Meinung nach führt somit "komparativ-anschauliche Abstraktion"[6] zum Typus. Beim Erfassen eines Typus spiele auch die In-

---

1 Vgl. hierzu Kapitel 2.2.

2 Zur genaueren Beschreibung der Methodik vgl. SCHICK (1964) S. 837-867.

3 Die im einzelnen gewählte Begriffswahl spiegelt den Erkenntniswert wider, der den jeweiligen Typen zugemessen werden soll.

4 Vgl. zur Differenzierung zwischen Real- und Idealtypen Kapitel 2.2. und STRUNZ (1951) S. 410-415.

5 EIGNER (1942) S. 277.

6 Ebd. S. 261.

tuition eine nicht unwesentliche Rolle.[7] Einen ähnlichen Standpunkt vertritt Johannes Erich Heyde, wenn er der Intuition einen maßgeblichen Anteil bei der Formulierung eines Typus zuspricht.[8] Auch streng empirische Forschung ist seiner Meinung nach auf eine leitende Idee, auf einen "ursprünglichen Einfall einer bestimmten Typus-Schau"[9] angewiesen. Ähnliche Gesichtspunkte formuliert schließlich auch Kurt Strunz, indem er konstatiert, daß bei Konstitutionsforschung mit empirischem Schwerpunkt ein intuitives Erkennen notwendig ist, um ihr eine sinnvolle Richtung zu geben.[10]

2.1.2 Das Verhältnis der Einzelkonstitution zum Typus und der verschiedenen Typologien zueinander

Eine weitere Frage berührt die Schwierigkeit, die Konstitution des einzelnen zu den verschiedenen typologischen Lehren sowie die Typologien zueinander in Beziehung zu setzen. Wie aus der Analyse des Typusbegriffes hervorgehen wird, kann es sich nicht darum handeln, den einzelnen Menschen mit der ihm eigenen Konstitution vollständig einem Typus zuzuordnen.[11] Selbst ein Typus, der viele Aspekte des Mensch-Seins in sich aufnimmt, vermag solch ein Bild immer nur unter einem betonten Blickwinkel zu entwerfen.[12] Der Typus als Merkmalskomplex[13] kann zwar als "Vergleichsmaß"[14] dienen, doch darf der Mensch in seiner Einmaligkeit nicht auf einen Typus reduziert werden. Mit dieser Gratwanderung ist die Gefahr der Schematisierung verbunden. Dies gilt um so mehr, als jeder Mensch sehr unterschiedliche Aspekte in sich vereinigt oder vereinigen kann, die verschiedenen - teils sogar gegensätzlichen - Typen angehören können.[15]

Wurde nun das Verhältnis des einzelnen zu den typologischen Lehren angesprochen, stellt sich weiter die Frage nach der Beziehung der mannigfaltigen Konstitutionslehren zueinander. Die Frage nach einer möglichen Vereinheitlichung drängt sich auf. Dieser

---

7 Ebd. S. 274f.

8 HEYDE (1960)b S. 87f.

9 Ebd. S. 87.

10 STRUNZ (1951) S. 402-415, bes. S. 414.

11 Vgl. hierzu die Unterscheidung der Begriffe Typus und Klasse im Kapitel 2.2.

12 Vgl. hierzu STRUNZ (1951) S. 403. STRUNZ (1960) S. 212. EIGNER (1942) S. 260.

13 Vgl. STRUNZ (1951) S. 402ff. STRUNZ (1960) S. 155ff. Vgl.Kapitel 2.2.

14 STRUNZ (1951) S. 415.

15 Vgl. STRUNZ (1951) S. 408f. STRUNZ (1960) S. 211. Strunz erwähnt in diesem Zusammenhang insbesondere auch die Möglichkeit, daß Körper und Seele gegensätzlichen Typen entsprechen und damit eine spezifische Disharmonie entstehe. STRUNZ (1951) S. 409.

Versuch wurde immer wieder unternommen.[16] Dies erscheint teilweise durchaus als berechtigt, da naturgemäß eine Verwandtschaft zwischen Typologien bestehen muß, die mit dem Menschen das gleiche Subjekt zum Thema haben. Doch darf nicht darüber hinweggesehen werden, daß jede Typologie ihren eigenen Blickwinkel einnimmt und durch diesen eine spezifische Färbung erhält, die nicht ohne weiteres auf andere Lehren übertragbar ist.[17]

2.1.3 Gefahren einer wertenden Konstitutionsbetrachtung

Die letzte Frage berührt die für typologische Forschung zu fordernde innere Haltung. In der bisherigen Darstellung klang bereits an, welch eine Gratwanderung für einen adäquaten Umgang mit den verschiedensten Typenlehren notwendig ist. So zeigt sich in den einzelnen Typenlehren auch eine unterschiedlich ausgeprägte Tendenz, die reine Beschreibung spezieller Charakteristika zu verlassen und zu deren Bewertung überzugehen.[18] Dies gilt insbesondere für die Zeit zu Beginn diesen Jahrhunderts, in der konstitutionelle Charakteristika zunehmend mit Rassekennzeichen in Verbindung gebracht werden und gleichzeitig die Bedeutung der Rassenhygiene diskutiert wird.[19] Welchen Einfluß solche Gesichtspunkte auf die Medizin gewinnen, illustiert folgendes Zitat J. Tandlers aus dem Jahre 1914:

> "Wenn Kondition in Individualkonstitution, diese in Rassenkonstitution umwandelbar ist, dann eröffnen sich der *Rassenhygiene*, diesem neuen bedeutungsvollen Zweige sozial - medizinischer Bestrebungen, neue Wege. Die Hygiene ist ursprünglich eine *Konditionshygiene*, d. h. sie bemüht sich vor allem durch prophylaktische Maßnahmen die Kondition der einzelnen Individuen im günstigen Sinne zu beeinflussen. Wenn, wie wir gezeigt haben, Kondition der Eltern zur Konstitution der Kinder werden kann, wird die Konditionshygiene allerdings mittelbar zur *Konstitutionshygiene* der Kinder.

---

16 Beispielhaft sei hier nur auf Darstellungen in entsprechenden Nachschlagewerken hingewiesen, die teilweise den Versuch unternehmen, verschiedene Konstitutionstypologien tabellarisch zusammenzufassen. Vgl. beispielsweise REALLEXIKON DER MEDIZIN (1971) S. K 196.

17 Strunz betrachtet diese Problematik speziell für die psychologischen Typenlehren und stellt dabei auch unterschiedliche Haltungen bei den einzelnen Autoren fest. Einige formulieren den Anspruch, daß die von ihnen erstellte Typenlehre in der Lage sei, alle anderen in sich aufzunehmen. Andere erkennen die Berechtigung unterschiedlicher Ansatzpunkte ausdrücklich an. STRUNZ (1960) S. 209f.

18 Eine eingehende Analyse der verschiedenen Lehren unter diesem Gesichtspunkt wäre ausgesprochen wünschenswert, übersteigt aber den Rahmen dieser Arbeit.

19 So wird 1905 die Berliner Gesellschaft für Rassenhygiene gegründet. Ihr folgt 1910 die Neugründung der Deutschen Gesellschaft für Rassenhygiene und 1927 die Einrichtung des Kaiser-Wilhelm-Institutes für Anthropologie (Leiter: Eugen Fischer), menschliche Erblehre (Leiter: Otmar von Verschuer) und Eugenik (Leiter: Hermann Muckermann). Vgl. BÄUMER (1990) S. 73ff., 91ff. SEIDLER/ RETT (1988) S. 31ff., 115ff., 123ff. WEINGART (1988) S. 201ff., 244ff., 390ff., 408ff., 464ff., 523ff.

Insoweit die Konstitutionshygiene sich bemüht, Keimesschädigungen hintanzuhalten und mit Konstitutionsanomalien versehene Individuen von der Fortpflanzung auszuschließen, wird sie zur unmittelbaren Konstitutionshygiene. Welche der beiden Arten der Vorsorge die größeren Erfolge zu verzeichnen hat, ist vorderhand nicht erwiesen. Durch das Bestreben, die durchschnittliche Konstitution der Individuen einer Rasse zu heben und so die Rassenkonstitution zu bessern, wird sie zur *Rassenhygiene*."[20]

Noch zwiespältiger werden ähnliche Gesichtspunkte 1922 von H. Günther[21] formuliert, dessen Charakterisierung einzelner Rassen später in die nationalsozialistische Propaganda Eingang findet.

"Die Bestrebungen der Personalhygiene und Rassenhygiene können zueinander in Widerstreit geraten, wobei eigentlich die höheren Interessen der Allgemeinheit entscheidend sein müssen. Hier gerät der Arzt mitunter bei kritischer Beurteilung seines Wirkens vom eugenischen Standpunkt aus in seelische Konflikte, die aber seine Berufung als Helfer des Kranken nicht beeinträchtigen können. Das "Durchbringen" pädatrophischer minderwertiger Säuglinge, die sorgsame Pflege von sozial wertlosen Existenzen (Idiotie, Dementia), das kunstvolle Verlängern des flackernden Lebenslichtes bei einem armen, hoffnungslosen Patienten, dessen Dasein ihm selbst und seiner Umgebung nur eine Last ist, läßt sowohl hinsichtlich der Personalhygiene, als der Rassenhygiene ernste Bedenken aufkommen."[22]

Derartiges Gedankengut wird im Nationalsozialismus weiter aufgegriffen und führt letztlich zur Legitimation, ganze Völker (Juden und Sinti und Roma) zu diskriminieren, die sich angeblich aus sogenannten "minderwertigen" Rassen zusammensetzen. Diese Diskriminierung mündet schließlich in die Durchführung grausamer Vernichtungsprogramme.[23] Auch die homöopathische Lehre bleibt von diesem Zeitgeist nicht unberührt,

---

20 TANDLER (1914) S. 25. Die kursiv wiedergegebenen Wörter erscheinen im Original gesperrt gedruckt.

21 Hans F.K. Günther (1891-1968) zählt zu den bekanntesten Rassenkundlern der damaligen Zeit. Zwar ist der sog. "Rassengünther" (WEINGART (1988) S. 52) ursprünglich Germanist, wird aber nach anfänglicher Zurückhaltung zunehmend auch in Fachkreisen anerkannt. Dies verdankt er u.a. seinen stark öffentlichkeitswirksamen Schriften - "Rassenkunde des deutschen Volkes" und "Kleine Rassenkunde des deutschen Volkes" - , welche die nordische Rasse gegenüber anderen "minderwertigen" Rassen (wie der ostischen Rasse) idealisieren und stark zur Popularisierung der Rassenforschung in Deutschland beigetragen haben. SEGAL (1991) S. 86ff. WEINGART (1988) S. 452f.

22 GÜNTHER (1922) S. 126f.

23 Mit der Machtergreifung 1933 wird die Deutsche Gesellschaft für Rassenhygiene gleichgeschaltet. Der alte Vorstand (Fischer, von Verschuer und Muckermann) muß zurücktreten und Ernst Rüdin wird zum Reichskommissar der Gesellschaft ernannt. Die besondere Aufgabe der Gesellschaft liegt nun neben der Wissenschaft auch in der "Aufklärung" der Bevölkerung. Das Kaiser-Wilhelm-Institut bleibt bestehen, und insbesondere das Institut für Anthropologie unter der Leitung von Fischer stellt sich in den Dienst des NS-Regimes, welches von vielen Rassenhygienikern begrüßt wird, da es die Etablierung dieser neuen "Wissenschaft" und auch die Durchführung rassenhygienischer Maßnahmen fördert. Schon 1934 tritt das "Gesetz zur Verhütung erbkranken Nachwuchses" in Kraft, das die Zwangssterilisierung bei einigen "Erbkrankheiten" vorsieht. Weitere eugenische

dies um so mehr, als sie gerade die schulmedizinischen Konstitutionslehren der damaligen Zeit in breitem Umfang aufgreift.[24]

Gesetze folgen, wie vor allem 1935 die Nürnberger Gesetze mit dem "Reichsbürgergesetz" und dem "Gesetz zum Schutze des deutschen Blutes und der deutschen Ehre". Letzteres untersagt rassische Mischehen und den außerehelichen Verkehr zwischen Juden und Staatangehörigen deutschen oder artverwandten Blutes. 1939 wird die Euthanasie, die "Vernichtung lebensunwerten Lebens", sowie die "Endlösung der Judenfrage" (ab 1942 in Massenvernichtungslagern) eingeleitet. Vgl. BÄUMER (1990) S. 73ff., 91ff. SEGAL (1991) S. 48ff., 62ff. SEIDLER/ RETT (1988) S. 31ff., 115ff., 123ff. WEINGART (1988) S. 201ff., 244ff., 367ff., 390ff., 408ff., 464ff., 523ff.

24 An dieser Stelle sei auf das sehr komplexe Verhältnis zwischen Nationalsozialismus und Naturheilkunde im allgemeinen verwiesen, dem sehr ausführlich in der Arbeit von Alfred Haug nachgegangen wird. HAUG (1985). Vgl. hierzu Kapitel 3.3.

2.2 Das Begriffsspektrum

Wendet man sich den unterschiedlichen Konstitutionslehren zu, so bemerkt man bald das große Spektrum der herangezogenen Begriffe und auch die Verschiedenheit ihrer Definition. Vor der Darstellung unterschiedlicher konstitutioneller Betrachtungen sollen daher einzelne Begriffe näher beleuchtet werden. Dabei werden die Begriffe herausgegriffen, die insbesondere für die homöopathische Konstitutionslehre relevant sind. Da der Typus innerhalb des gesamten Begriffsspektrums eine zentrale Stellung einnimmt, werden von ihm ausgehend die übrigen Termini betrachtet.

2.2.1 Der Typusbegriff

Die Wortbedeutung

Das Wort Typus entstammt dem Griechischen und bedeutet wörtlich Schlag, Gepräge, Form, Gestalt, Abbild, aber auch Vorbild, Muster und Modell.[1] Manfred Brelage hebt die in diesem Begriffsspektrum enthaltene Doppelbedeutung hervor. Typus meine gleichzeitig "Vorbild *für* Dinge wie auch Grundform *an* Dingen"[2]. Die Bedeutung des Vorbildes lege die Annäherung des ursprünglich ganz aus der Alltagswelt stammenden Begriffs an den der Idee nach Platon nahe. Insbesondere Heyde und Brelage weisen auf diese Verknüpfung hin.[3] Seit dem 19. Jahrhundert findet der Typusbegriff zunehmend Eingang in die Terminologie einzelner Wissenschaften, allen voran der Zoologie und

---

1 DUDEN ETYMOLOGIE (1989) S. 765.

2 BRELAGE (1965) S. 65.

3 BRELAGE (1965) S. 65. HEYDE (1960) S. 67, 91, 93f. Eine ausführliche Darstellung der Bedeutungsgeschichte des Typusbegriffs gibt Heyde. Aus dem Griechischen geht der Typusbegriff in die lateinische Sprache, vor allem in der Bedeutung des Vorbildes, über. Heyde unterscheidet zwei Hauptanwendungsbereiche. Dies sei zum einen die Medizin, in der der Begriff des Typus zur Beschreibung des Ablaufs von Fiebern oder Krankheiten verwandt wurde. Zum anderen spiele der Typusbegriff im Latein der Kirchenväter eine Rolle, auch hier im Sinne von Vorbild. In ähnlicher Bedeutung erscheint der Begriff im Mittelalter. Heyde sieht ihn in Verbindung zu dem Einfluß, den die Ideenlehre Platons - als "Lehre von den Ideen als Musterbildern (Typen) der Dinge" (HEYDE (1960) S. 67) - in der Scholastik des Mittelalters genießt. Anton Eigner dagegen berichtet, daß der Typus im Mittelalter ganz durch den Begriff der Idee verdrängt worden sei. Brelage spricht dem Typusbegriff ganz grundsätzlich eine Verwandtschaft zu der Idee Platons zu. In die französische Sprache findet der Typusbegriff, so Heyde, in zunehmenden Maße ab Ende des 17. und stärker noch im 18. Jahrhundert als "type" Eingang. Laut Heyde wird er auch hier "in einer eigentümlich schillernden, durch platonisierende Denkweise mit bedingten Doppelsinnigkeit" (HEYDE (1960) S. 68.) verwandt. "Type" umfaßt - ähnlich wie im Griechischen - die unterschiedlichen Akzentuierungen, wie sie einerseits in der Bedeutung als Urform, bzw. Vorbild für Dinge und andererseits in dem Verständnis als Grundform, Wesen, Art an Dingen zum Ausdruck kommt. BRELAGE (1965) S. 65. EIGNER (1942) S. 258. HEYDE (1960) S. 67ff.

der Botanik.[4] Dabei wird er überwiegend in der Bedeutung als Grundform, weitgehend identisch mit dem Begriff des Bauplans verwandt. Gerade in diesem Wissenschaftszweig zeigt sich nun nach Heyde eine besondere Erweiterung des Typusverständnisses. Seien bislang die einzelnen Typen für sich getrennt betrachtet worden, habe man sie nun in ein komplexes Verhältnis zueinander gestellt. Als maßgebliche Erweiterung des Typusbegriffes trete die Möglichkeit des fließenden Überganges zwischen den einzelnen Typen hinzu.[5] Mit der Verbreitung der Konstitutionslehre und der typologischen Psychologie verstärkt sich seine Anwendung auf den Menschen.[6] Die diesbezügliche Stellung soll nun im folgenden untersucht werden.

Typus wird im medizinisch-psychologischen Wissenschaftszweig im wesentlichen in der Bedeutung der Grundform verwandt. So setzt Strunz ihn mit dem Begriff des Merkmalkomplexes synonym.[7] Heyde wählt die Definition als "ganzheitlich Allgemeines"[8]. Um den Typusbegriff besser zu verstehen, erscheint insbesondere die Abgrenzung zu dem Begriff der Klasse, welcher Gattungen und Arten umfaßt, hilfreich, denn auch hier hat man es mit zusammenhängenden Merkmalen zu tun. Allerdings setzt die Zugehörigkeit zu einer Klasse nach Strunz voraus, daß alle Klassenmerkmale vorliegen. Dagegen bestimmt für Strunz die Anzahl der Typenmerkmale lediglich die Nähe zu einem Typus.[9] Diese Unterscheidung erscheint besonders relevant, da sie dem Mißverständnis vorbeugt, daß jede individuelle Ausformung einer Konstitution in einen Typus gepreßt werden kann. Es handelt sich dagegen - bis auf seltene reine Fälle - immer nur um unterschiedlich starke Annäherungen.

---

4 Die vergleichende Morphologie wurde vor allem auch von Johann Wolfgang von Goethe befruchtet. Während typologische Gesichtspunkte in der Zoologie auch schon vor ihm wirksam wurden, spricht Wilhelm Troll Goethe die Rolle zu, sie maßgeblich in die Botanik eingeführt zu haben. (TROLL (1951) S. 377) In den der anorganischen Natur zugewandten Wissenschaften erlangt der Typus, laut Brelage, nur in der Kristallographie, der Geographie und der Astronomie Bedeutung. Innerhalb der Geiteswissenschaften wurde er vor allem in der Philosophie, speziell in der Logik, und in der Lehre vom "Idealtypus" nach Max Weber aufgegriffen. Vgl. BRELAGE (1965) S. 67ff. HEYDE (1960) S. 70ff.

5 Auf der Suche nach einer Systematik sowohl in der Zoologie als auch speziell in der Botanik, die kontinuierlichen Übergängen zwischen den einzelnen Arten Rechnung trägt, wurde der Typusbegriff als Vergleichsmaß herangezogen. Die Stellung einzelner Varianten wurde durch ihre Nähe zum Typus bestimmt. So erscheint beispielsweise die Tulpe als typische Ausprägung der Monokotyledonen. Zur Stellung des Typusbegriffes in Zoologie und Botanik vgl. BRELAGE (1965) S. 67ff. EIGNER (1942) S. 258ff. HEYDE (1960) S. 69ff, S. 94f.

6 Vgl. HEYDE (1960) S. 72, 95.

7 STRUNZ (1951) S. 402ff. STRUNZ (1960) S. 155f.

8 HEYDE (1960) S. 85.

9 Strunz weist bezüglich dieser Definition darauf hin, daß die von ihm befürwortete Art der Begriffsabgrenzung nicht allgemein eingehalten werde. Heyde stellt die Begriffe in ihrem historischen Zusammenhang, wie er bereits anklang, nebeneinander. So sei Typus in der Zoologie vor allem im 19. Jahrhundert gleichbedeutend mit Gattung verwandt worden. HEYDE (1960) S. 91f. STRUNZ (1960) S. 156f.

Real- und Idealtypus

Damit ist bereits eine weitere notwendige Differenzierung angesprochen, die Unterscheidung von Real- und Idealtypen. Ein vollständiges, oder nahezu vollständiges Vorliegen aller Typenmerkmale ist nach dieser Unterscheidung nur für reine Fälle von Realtypen möglich. Realtypen resultieren meist aus streng an der Empirie orientierter Forschung und unterscheiden sich von Idealtypen durch ihre Verifizierbarkeit. Idealtypen nehmen diese gar nicht für sich in Anspruch. Sie sind weniger empirisches als vielmehr theoretisches Produkt.[10]

Partial- und Totaltypus

Zur Charakterisierung einzelner Typologien erscheint die Unterscheidung von Partial- und Totaltypen hilfreich, wie sie Strunz vornimmt. Unter den Begriff des Totaltypus subsumiert er die, "deren Merkmale sich in allen Teilen der personalen Struktur auswirken"[11]. Dieses Kriterium erfüllen für Strunz im engeren Sinn alle Typologien, die sich auf die Seele und Geist umfassende Ebene beziehen.[12] Im weiteren Sinn bezeichnet der Begriff des Totaltypus diejenigen Typen, die in ihrer Charakteristik neben der Psyche auch den Körper umfassen. Strunz spricht diesbezüglich vom psycho-physischen Totaltypus.[13] Einen nur auf die physische Ebene bezogenen Totaltypus definiert er nicht ausdrücklich. Allerdings spricht er in anderem Zusammenhang von einem somatischen Totaltypus, der in diesem Sinne verstanden werden kann.[14]

Im Gegensatz dazu basiert der Begriff des Partialtypus auf einer besonderen Gewichtung innerhalb des Seelisch-Geistigen. Zur Typologisierung wird nach Strunz nur ein Ele-

---

10 Beispiele für Idealtypen dieser Art sind u.a. die von Eduard Spranger beschriebenen Lebensformen. Dagegen führt die empirische Forschung Kretschmers zu der Differenzierung von Realtypen. Zur Skizzierung dieser beiden Lehren sei auf das Kapitel 2.3., zur Darstellung der Methodik der Typengewinnung auf das Kapitel 2.1. verwiesen. Vgl. STRUNZ (1951) S. 404ff. STRUNZ (1960) S. 166f.

11 STRUNZ (1951) S. 403.

12 Beispielhaft nennt er für solche die psychisch-geistige Ebene umfassende Totaltypen die Lehren Eduard Sprangers und Carl Gustav Jungs. (STRUNZ (1951) S. 403. Vgl. hierzu Kapitel 2.3.) Zur Unterscheidung von Seele und Geist bezieht sich Strunz auf die Schichtenlehre Nicolai Hartmanns. Vgl. STRUNZ (1960) S. 157ff.

13 Dieser umfassend verstandene Totaltypus liegt nach Strunz z.B. den Konstitutionstypen, wie sie von Ernst Kretschmer, Klaus Conrad, Claude Sigaud und W. H. Sheldon beschrieben werden, zugrunde. STRUNZ (1951) S. 403. STRUNZ (1960) S. 159, 173-189. Vgl. hierzu Kapitel 2.3.

14 STRUNZ (1960) S. 189.

ment, wie z.B. das Temperament in der Temperamentenlehre Galens herausgegriffen.[15] Bevor nun der Bezug des Typusbegriffs zum Konstitutionsbegriff näher untersucht werden kann, soll letzterer kurz beschrieben werden.

2.2.2 Der Begriff Konstitution

Die Wortbedeutung

Konstitution leitet sich aus dem Lateinischen ab und bedeutet wörtlich Einrichtung oder auch Beschaffenheit.[16] Ganz allgemein läßt sich Konstitution somit als Bezeichnung für die Beschaffenheit des Menschen auffassen. Hinsichtlich der Frage, welcher besondere Aspekt des Mensch-Seins hierbei in den Vordergrund gerückt wird, differenzieren die einzelnen Definitionen sehr stark.

Die Definition des Konstitutionsbegriffs

Solche Differenzen bestehen z.B. hinsichtlich der Frage, ob der Konstitutionsbegriff nur die körperliche oder auch die seelische Seite umfaßt. Auch seine Rolle in der Ätiologie ist umstritten. Während einige Definitionen eine angeborene Bedingtheit betonen, beziehen andere auch später erworbene Komponenten mit ein.

Medizinische Enzyklopädien des 19. Jahrhunderts beschränken den Konstitutionsbegriff übereinstimmend auf die körperliche Ebene[17] und unterscheiden hierbei sowohl angeborene als auch erworbene Elemente[18]. Der Konstitutionsbegriff wird dabei vor allem in

---

15 Beispielhalft nennt er weiter Typen der Wahrnehmung, des Denkens und Vorstellens. Vgl. STRUNZ (1951) S. 403. STRUNZ (1960) S. 159f.

16 DUDEN ETYMOLOGIE (1989) S. 373. PSCHYREMBEL (1986) S. 891. PSYCHOLOGISCHES WÖRTERBUCH (1987) S. 349. WÖRTERBUCH DER PSYCHOLOGIE (1983) S. 107.

17 ENCYCLOPÄDIE Bd. 3 (1830) S. 218. ENCYCLOPÄDISCHES WÖRTERBUCH Bd. 8 (1832) S. 317. REAL-ENCYCLOPÄDIE Bd. 5 (1895) S. 166f. VOLLSTÄNDIGE BIBLIOTHEK Bd. 2 (1836) S. 272f. VOLLSTÄNDIGE BIBLIOTHEK Bd. 2 (1843) S. 272f. MEYERS KONV.LEX. Bd. 10 (1877) S. 234. Vgl. die Abgrenzung zu dem Begriff "Temperament", der gerade im Gegensatz zur Konstitution auf Körper und Seele bezogen wird.

18 ENCYCLOPÄDISCHES WÖRTERBUCH Bd. 8 (1832) S. 318. REAL-ENCYCLOPÄDIE Bd. 5 (1895) S. 167. VOLLSTÄNDIGE BIBLIOTHEK Bd. 2 (1836) S. 273. VOLLSTÄNDIGE BIBLIOTHEK Bd. 2 (1843) S. 273. Vgl. auch zu Beginn des 20. Jahrhunderts MEYERS GROSSES KONV.LEX. Bd. 11 (1905) S. 430.

zweifacher Hinsicht gebraucht.[19] Zum einen dient er ganz allgemein als Kriterium für die körperliche Kräftigkeit. So wird die individuelle Konstitution zwischen den Polaritäten gut-schlecht oder stark-schwach eingeordnet.[20] In dieser Begriffsbestimmung liegt bereits die Grundlage für die speziellere Anwendung des Konstitutionsbegriffes. Die einzelnen Konstitutionen werden nach der ihnen eigenen Krankheitsanlage[21] differenziert, die somit zum entscheidenden Einteilungskriterium wird.[22] Teilweise wird dabei allerdings die Grenze zur Pathologie überschritten, so daß selbst Krankheiten noch als Konstitutionen bezeichnet werden.[23]

Auch im 20. Jahrhundert wird Konstitution in der medizinischen Terminologie meist ausschließlich auf den Körper bezogen, wie dies in der Definition als "Gesamtver-

---

19 ENCYCLOPÄDISCHES WÖRTERBUCH Bd. 8 (1832) S. 318. REAL-ENCYCLOPÄDIE Bd. 5 (1895) S. 167. VOLLSTÄNDIGE BIBLIOTHEK Bd. 2 (1836) S. 273. VOLLSTÄNDIGE BIBLIOTHEK Bd. 2 (1843) S. 273. Vgl. auch zu Beginn des 20. Jahrhunderts MEYERS GROSSES KONV.LEX. Bd. 11 (1905) S. 430.

19 Zusätzlich wird der Konstitutionsbegriff jedoch auch für folgendes Phänomen verwandt. Immer wieder fallen Krankheitserscheinungen auf, die bei einer größeren Gruppe von Menschen gleichzeitig und in ähnlicher Form auftreten. Man führt diese Ähnlichkeit auf übereinstimmende äußere Bedingungen wie Jahreszeit, Landschaft etc. zurück und benennt dieses Phänomen in varierenden Formen als Konstitution. So wird es als "atmosphärische Constitution" (ENCYCLOPÄDIE Bd. 3 (1830) S. 218. Im Original gesperrt), "constitutio pandemia" (ENCYCLOPÄDISCHES WÖRTERBUCH Bd. 8 (1832) S. 325ff. Im Original in Kapitälchen), "endemische K." (MEYERS GROSSES KONV.LEX. Bd. 11 (1905) S. 430f. Im Original gesperrt), oder auch "Konstitution der Jahreszeit und des Landes" (VOLLSTÄNDIGE BIBLIOTHEK Bd. 2 (1836) S. 273. VOLLSTÄNDIGE BIBLIOTHEK Bd. 2 (1843) S. 273. Im Original gesperrt.) bezeichnet.

20 ENCYCLOPÄDISCHES WÖRTERBUCH Bd. 8 (1832) S. 319. REAL-ENCYCLOPÄDIE Bd. 5 (1895) S. 167ff. VOLLSTÄNDIGE BIBLIOTHEK Bd. 2 (1836) S. 272. VOLLSTÄNDIGE BIBLIOTHEK Bd. 2 (1843) S. 272. Vgl. auch zu Beginn des 20. Jahrhunderts MEYERS GROSSES KONV.LEX. Bd. 11 (1905) S. 430.

21 Teilweise wird eine besondere Krankheitsanlage mit der Dominanz einzelner Organsysteme in Verbindung gebracht, die schließlich auch zur Benennung der Konstitutionen herangezogen wird. So werden beispielsweise eine arterielle und nervöse Konstitution unterschieden, wobei die nervöse weiter in eine atrabiliare sowie eine lymphatische Konstitution unterteilt wird. (ENCYCLOPÄDISCHES WÖRTERBUCH Bd. 8 (1832) S. 320ff.) An anderer Stelle werden neben der nervösen und arteriellen weiter eine venöse sowie eine skrofulöse/ lymphatische Konstitution genannt. (VOLLSTÄNDIGE BIBLIOTHEK Bd. 2 (1836) S. 272f. VOLLSTÄNDIGE BIBLIOTHEK Bd. 2 (1843) S. 272f.) Ende des 19. Jahrhunderts werden ähnliche Einteilungen bereits als veraltet dargestellt. Bevorzugt wird eine Unterscheidung nach den Hauptbestandteilen des Organismus. Solche seien das Nervensystem, das Blut und weitere Gewebe des Körpers. MEYERS KONV.LEX. Bd. 10 (1877) S. 234f.

22 ENCYCLOPÄDISCHES WÖRTERBUCH Bd. 8 (1832) S. 317ff. VOLLSTÄNDIGE BIBLIOTHEK Bd. 2 (1836) S. 272f. VOLLSTÄNDIGE BIBLIOTHEK Bd. 2 (1843) S. 272f.

23 Dies gilt z.B. für die sog. tuberkulöse oder auch gichtische Konstitution, so wie weiter für solche, die anhand der Blutmenge in normale, plethorische und anämische Konstitutionen eingeteilt werden. (MEYERS KONV.LEX. Bd. 10 (1877) S. 234f.) Teilweise wird auch von Konstitutionsanomalien oder exakter von Konstitutionskrankheiten gesprochen. MEYERS GROSSES KONV.LEX. Bd. 11 (1905) S. 430f. REAL-ENCYCLOPÄDIE Bd. 5 (1895) S. 170f.

fassung eines Organismus" zum Ausdruck kommt.[24] Psychologische Lexika legen dem Begriff dagegen eine Körper und Seele umspannende Einheit zugrunde.[25] Teilweise wird dabei ein dynamischer Aspekt betont, wie dies in Definitionen als "Reaktionspotential bzw. als Reaktionsstil der Menschen"[26] zum Ausdruck kommt.[27]

Eine weitere, wesentliche Differenz arbeitet Probst heraus. Er analysiert ausführlich, wie der Konstitutionsbegriff in den verschiedenen Konstitutionslehren zwischen 1911 und 1980 angewandt wird und kommt zu dem Schluß, daß sich bis zum Ende des von ihm untersuchten Zeitraumes keine einheitliche Definition durchgesetzt habe. Als Hauptdifferenz erscheinen ihm der genotypische und phänotypische Ansatz. Ein Teil der Autoren betont die genetische Determinierung der Konstitution. Gegenüber dieser genotypischen Definition billigt die phänotypische Schule auch nachkonzeptionellen Einflüssen eine Auswirkung auf die Konstitution zu.[28] Dieses unterschiedliche Verständnis zeigt weitreichende Folgen. Wird die Konstitution nämlich als ausschließlich genetisch bedingt angesehen, zieht dies einen relativ starren Konstitutionsbegriff nach sich, welcher auch die therapeutische Beeinflußbarkeit der Konstitution als relativ klein erscheinen läßt.

Will man die verschiedenen Konstitutionsdefinitionen auf die Terminologie nach Strunz übertragen, so ergibt sich folgendes Bild. Die als psycho-physische Einheit aufgefaßte Konstitution entspricht dem umfassend verstandenen Totaltypus, die nur auf die physische Ebene bezogene Konstitution dem somatischen Totaltypus. Insofern die somatische Konstitution weiter vor allem durch eine spezifische Krankheitsdisposition und damit durch einen Teilaspekt des Körpers gekennzeichnet wird, kann sie nicht mehr als Totaltypus aufgefaßt werden. Strunz bezieht den Partialtypus zwar nur auf die psychisch-geistige Ebene, doch erscheint hier eine Übertragung auf die körperliche Ebene gerechtfertigt.

Mehrere verwandte Begriffe grenzen an den der Konstitution an, von denen die wichtigsten nun in ihrer Beziehung zur Konstitution eingeordnet werden sollen.

---

24 HANDLEXIKON DER MEDIZIN Bd. 1 (1980) S. 1358. REALLEXIKON DER MEDIZIN Bd. 4 (1971) S. K 195. Vgl. auch MEYERS GROSSES KONV.LEX. Bd. 11 (1905) S. 430.

25 LEXIKON DER PSYCHOLOGIE (1980) S. 1127. PSYCHOLOGISCHES WÖRTERBUCH (1987) S. 349. WÖRTERBUCH DER PSYCHOLOGIE (1983) S. 107.

26 LEXIKON DER PSYCHOLOGIE (1980) S. 1127. Ähnlich auch PSYCHOLOGISCHES WÖRTERBUCH (1987) S. 349.

27 Dies unterschiedliche Begriffsverständnis zeigt sich auch in den von Probst zitierten Definitionen der verschiedenen Konstitutionsforscher. Doch übersteigt es den Rahmen dieser Arbeit, sie im einzelnen zu analysieren. Vgl. PROBST (1982) S. 7-27.

28 Vgl. PROBST (1982) S. 6-27.

2.2.3 Die Begriffe Habitus, Anlage/ Disposition und Diathese

Habitus

Eng an den Konstitutionsbegriff grenzt derjenige des Habitus.[29] Er ist aus dem Lateinischen entlehnt und steht einerseits für Gehabe, Haltung, Verhalten, andererseits für Erscheinungsbild oder Beschaffenheit.[30] Schon diese Wortbedeutung weist darauf hin, daß der Begriff Habitus sich vor allem auf das äußerlich Wahrnehmbare bezieht. So wird er auch im 19. Jahrhundert als der äußerliche Ausdruck der inneren Beschaffenheit des Organismus verstanden[31], wobei als Kriterium zu seiner Beurteilung vor allem auf Haltung, Form, Farbe und Hautsymptome hingewiesen wird[32]. Er kann neben einem gesunden Erscheinungsbild sowohl äußerer Ausdruck einer bestimmten Krankheitsdisposition[33] als auch von eigentlichen Krankheiten[34] sein.

Auch im 20. Jahrhundert wandelt sich diese Begriffsbedeutung nicht erheblich. So bezeichne Habitus "Besonderheiten der äußeren Erscheinung, die einen gewissen Schluß auf Krankheitsanlagen zulassen"[35]. Folgendes Begriffsspektrum wird synonym zu Habitus genannt: "Aussehen, Haltung, äußeres Erscheinungsbild, Verhaltenseigenart, Konstitution"[36].

Anlage/ Disposition

Auch die Anlage bzw. Disposition ist eng an die Konstitution gekoppelt. Ihre Definition wirft jedoch weit weniger Schwierigkeiten auf.

---

29 Von dem in der Medizin verwandten Habitusbegriff ist insbesondere auch der in den Sozialwissenschaften verbreitete abzugrenzen. Vgl. hierzu BOURDIEU (1974) S. 125ff.

30 DUDEN ETYMOLOGIE (1989) S. 261.

31 ENCYCLOPÄDIE Bd. 5 (1831) S. 460ff. ENCYCLOPÄDISCHES WÖRTERBUCH Bd. 15 (1837) S. 205f. MEYERS KONV.LEX. Bd. 8 (1876) S. 399. MEYERS GROSSES KONV.LEX. Bd. 8 (1904) S. 588. VOLLSTÄNDIGE BIBLIOTHEK Bd. 13 (1837) S. 170f.

32 ENCYCLOPÄDIE Bd. 5 (1831) S. 460ff. ENCYCLOPÄDISCHES WÖRTERBUCH Bd. 15 (1837) S. 206. VOLLSTÄNDIGE BIBLIOTHEK Bd. 13 (1837) S. 170f. Manche Definitionen beziehen den Begriff "Habitus" vor allem auf den Körperbau. MEYERS KONV.LEX. Bd. 8 (1876) S. 399. MEYERS GROSSES KONV.LEX. Bd. 8 (1904) S. 588.

33 MEYERS KONV.LEX. Bd. 8 (1876) S. 399. MEYERS GROSSES KONV.LEX. Bd. 8 (1904) S. 588. VOLLSTÄNDIGE BIBLIOTHEK Bd. 13 (1837) S. 170.

34 ENCYCLOPÄDIE Bd. 5 (1831) S. 460ff. ENCYCLOPÄDISCHES WÖRTERBUCH Bd. 15 (1837) S. 206. VOLLSTÄNDIGE BIBLIOTHEK Bd. 13 (1837) S. 170.

35 PSCHYREMBEL (1986) S. 628.

36 REALLEXIKON DER MEDIZIN Bd. 3 (1969) S. H 5.

Im 19. Jahrhundert spricht man meist von der Anlage und meint damit die "Geneigtheit zu einer bestimmten Krankheit, wenigstens zu einer bestimmten Classe von Krankheiten"[37] bzw. die "innere Bedingung zum Krankwerden"[38]. Auch der Anlage wird sowohl eine angeborene als auch erworbene Ätiologie zugesprochen.[39] Zusätzlich legen manche Definitionen Wert darauf, zu unterscheiden, inwiefern die Krankheitsanlage nur einzelne Organe oder aber den gesamten Organismus betrifft. Im letzteren Fall wird sie auch als Konstitutionsanomalie bezeichnet.[40]

In ähnlicher Bedeutung wird im 20. Jahrhundert der Begriff der Disposition angewandt. Gemeint ist damit eine angeborene oder erworbene Veranlagung oder Bereitschaft zu einer spezifischen Reaktionsweise des Organismus, sowohl körperlich im Sinne einer Erkrankung[41] als auch psychisch im Sinne einer individuellen Reaktionsbereitschaft[42].

Diathese

Nahezu identisch mit dem Begriff Anlage bzw. Disposition ist derjenige der Diathese. In manchen Definitionen erfährt er allerdings eine besondere Akzentuierung. So wird darauf hingewiesen, daß Diathese zwar gleichbedeutend mit Disposition sei, meist aber zur Benennung einer bestimmten Krankheitsanlage verwandt werde.[43] Andere Definitionen rücken den Begriff im Verhältnis zu dem der Anlage schon mehr in Richtung Krankheit.[44] Die meisten Definitionen sowohl im 19. als auch im 20. Jahrhundert erscheinen allerdings zur Begriffsbestimmung der Anlage bzw. Disposition weitgehend synonym.[45]

---

37 ENCYCLOPÄDISCHES WÖRTERBUCH Bd. 2 (1828) S. 601. Ähnlich ENCYCLOPÄDIE Bd. 1 (1830) S. 379. MEYERS KONV.LEX. Bd. 1 (1874) S. 659. MEYERS GROSSES KONV.LEX. Bd. 1 (1902) S. 540.

38 VOLLSTÄNDIGE BIBLIOTHEK Bd. 1 (1835) S. 176. VOLLSTÄNDIGE BIBLIOTHEK Bd. 1 (1843) S. 176. Jeweils im Original gesperrt.

39 ENCYCLOPÄDISCHES WÖRTERBUCH Bd. 2 (1828) S. 604. MEYERS GROSSES KONV.LEX. Bd. 1 (1902) S. 540.
So wird oft Alter, Geschlecht und Temperament besonderer Einfluß auf die Krankheitsanlage zugesprochen. ENCYCLOPÄDISCHES WÖRTERBUCH Bd. 2 (1828) S. 602. MEYERS KONV.LEX. Bd. 1 (1874) S. 660f. VOLLSTÄNDIGE BIBLIOTHEK Bd. 1 (1835) S. 176f. VOLLSTÄNDIGE BIBLIOTHEK Bd. 1 (1843) S. 176f.

40 MEYERS GROSSES KONV.LEX. Bd. 1 (1902) S. 540.

41 HANDLEXIKON DER MEDIZIN Bd. 1 (1980) S. 534. PSCHYREMBEL (1986) S. 363f. REALLEXIKON DER MEDIZIN Bd. 2 (1967) S. D 181f.

42 HANDLEXIKON DER MEDIZIN Bd. 1 (1980) S. 534. REALLEXIKON DER MEDIZIN Bd. 2 (1967) S. D 181f.

43 ENCYCLOPÄDISCHES WÖRTERBUCH Bd. 9 (1833) S. 386.

44 VOLLSTÄNDIGE BIBLIOTHEK Bd. 2 (1836) S. 388. VOLLSTÄNDIGE BIBLIOTHEK Bd. 2 (1843) S. 388.

45 ENCYCLOPÄDIE Bd 3 (1830) S. 381f. ENCYCLOPÄDISCHES WÖRTERBUCH Bd. 9 (1833) S. 386. HANDLEXIKON DER MEDIZIN Bd. 1 (1980) S. 513. MEYERS KONV.LEX. Bd. 5

Einige spezifische Dispositionen und Diathesen werden quasi typologisch beschrieben.[46] Sie können ähnlich wie die durch die Krankheitsdisposition bestimmte Konstitution als ein somatischer Partialtypus aufgefaßt werden.[47]

2.2.4 Der Begriff Rasse

Ein weiterer Begriff, der ab dem Beginn dieses Jahrhunderts und vor allem während des Dritten Reiches zunehmend in den Zusammenhang der Konstitutionsforschung gestellt wird, ist derjenige der Rasse.

Im 19. Jahrhundert erscheint der Rassebegriff in wenigen medizinischen Enzyklopädien.[48] Man versteht darunter "die grossen Varietäten oder erblichen natürlichen Gruppen, welche dieses Wesen darbietet, wenn man es in der Universalität des Menschengeschlechtes betrachtet"[49]. Ähnlich, allerdings etwas präziser, wird Rasse im 20. Jahrhundert als Untergruppe der Spezies homo sapiens aufgefaßt, welche sich durch eine erbliche Gemeinsamkeit körperlicher und seelischer Merkmale auszeichnet.[50] Die Rassenkunde steht ihrer Natur nach in der Schwierigkeit, die genetisch bedingten Unterschiede von den umweltbedingten zu differenzieren.[51] Für diese essentielle Unterscheidung herrscht allerdings nicht immer ausreichendes Bewußtsein. Strunz weist bezüglich des

---

(1875) S. 434. MEYERS GROSSES KONV.LEX. Bd. 4 (1903) S. 874. PSCHYREMBEL (1986) S. 350. REAL-ENCYLOPÄDIE Bd. 5 (1885) S. 660. REALLEXIKON DER MEDIZIN Bd. 2 (1967) S. D 130f.

In dieses Begriffsfeld ordnet sich weiter der auf Hippokrates zurückgehende Terminus der Dyskrasie ein. Im wörtlichen Sinn steht er für die fehlerhafte Säftemischung. Im übertragenen Sinn wird er der Diathese gleichgesetzt. HANDLEXIKON DER MEDIZIN Bd. 1 (1980) S. 581. REALLEXIKON DER MEDIZIN Bd. 2 (1967) S. D 269.

46 Vgl. beispielsweise die lymphatische Diathese oder den Arthritismus. Vgl. Kapitel 2.3. und 3.3.

47 Das auf die psychische Ebene bezogene Verständnis der Disposition entspräche dann einem psychischen Partialtypus ganz im Sinne von Strunz.

48 Die Schreibweise als "Race" erinnert an den französischen Ursprung dieses Begriffes. DUDEN ETYMOLOGIE (1989) S. 572.

49 ENCYCLOPÄDIE Bd. 9 (1832) S. 200.

50 Der Mensch entstammt der Gattung homo und der Spezies homo sapiens. HANDLEXIKON DER MEDIZIN Bd. 2 (1980) S. 2040. REALLEXIKON DER MEDIZIN Bd. 5 (1973) S. R 26f. STRUNZ (1960) S. 189-191.

51 Während zur Zeit des Nationalsozialismus führende Anthropologen wie Eugen Fischer und Fritz Lenz sowie der Philologe Günther einen relativ starren Rassebegriff vertreten, betonen andere wie Karl Saller und der Botaniker Fritz Merkenschlager den zusätzlichen Einfluß der Umwelt. Letztere werden deswegen während des Dritten Reiches scharf angegriffen, da ein mehr dynamisches Rasseverständnis das politische Programm des NS-Regimes in Frage stellt. Vgl. GÜNTHER (1943) S. 10ff. SEGAL (1991) S. 89f. SEIDLER/ RETT (1988) S. 33f. WEINGART (1988) S. 317ff. Vgl. auch Kapitel 2.1. und 3.3.2.

Verhältnisses von Konstitutions- und Rassetypus auf die Auffassung Kretschmers hin, welcher betont, daß es innerhalb einzelner Rassen zwar ein Überwiegen von bestimmten Konstitutionstypen geben könne, Konstitutions- und Rassetypus sich im allgemeinen jedoch nicht deckten.[52] Wolle man von Rassetypus sprechen, sei er, so Strunz, als somatischer oder psycho-physischer Totaltypus zu verstehen.[53]

2.2.5 Die Begriffe Temperament, Charakter, Persönlichkeit und Individualität

Temperament

Temperament ist wiederum ein Begriff, der mit dem der Konstitution verwandt ist. Er geht auf die antike Säftelehre zurück;[54] das lateinische temperamentum bedeutet wörtlich die richtige Mischung.[55] Entsprechend leiten sich die klassischen vier Temperamente von unterschiedlichen Mischungen der Körpersäfte ab.

Aus der ursprünglichen Bedeutung resultiert ein Begriff, der die körperliche und seelische Verfassung als eine Einheit beschreibt. In dieser Form wird Temperament auch noch im 19. Jahrhundert verwandt. Dies kommt z.B. in folgender Definition zum Ausdruck, in welcher Temperament als "Unterschied der Lebhaftigkeit, Stärke und Ausdauer, mit der bei einzelnen Menschen die verschiedenen körperlichen und geistigen Verrichtungen stattzufinden pflegen"[56], beschrieben wird. Aber auch andere verstehen das Temperament als eine Charakteristik, die körperliche und seelische Symptome umfaßt.[57]

Zu Beginn des 20. Jahrhunderts wird dann festgestellt, daß die alte physiologische Begründung zugunsten einer rein psychischen verlassen worden sei[58], was sich auch in den nachfolgenden Definitionen niederschlägt. So wird Temperament nun sowohl als "konstitutionsgebundene, individuelle Eigenart der Reaktionen im Gefühls-, Willens-

---

52 KRETSCHMER (1961) S. 158f. STRUNZ (1960) S. 190.
53 STRUNZ (1960) S. 189.
54 Vgl. Kapitel 2.3.
55 WÖRTERBUCH DER PSYCHOLOGIE (1974) S. 297.
56 ENCYCLOPÄDISCHES WÖRTERBUCH Bd. 33 (1845) S. 367.
57 ENCYCLOPÄDIE Bd. 12 (1833) S. 24ff. MEYERS KONV.LEX. Bd. 15 (1878) S. 28. VOLLSTÄNDIGE BIBLIOTHEK Bd. 5 (1838) S. 602ff. VOLLSTÄNDIGE BIBLIOTHEK Bd. 5 (1843) S. 602ff.
58 MEYERS GROSSES KONV.LEX. Bd. 19 (1908) S. 405f.

und Triebleben"[59] wie auch als "die vorherrschende Art und die individuelle Eigenart des Ablaufes seelischer Vorgänge"[60] oder als ein auf "die Dynamik der psychischen Prozesse"[61] gerichteter Begriff beschrieben.

Wie schon erwähnt wurde, faßt Strunz die Temperamente als Partialtypen auf. Dies gilt insbesondere im Gegensatz zu den eng an das Temperament angrenzenden Begriffen von Charakter, Individualität oder Persönlichkeit, auf welche die Definition des Totaltypus zutrifft, da ihnen eine umfassendere Charakteristik zugrunde liegt.

Charakter

Das Wort Charakter ist ebenfalls dem Lateinischen entlehnt, wobei das lateinische Substantiv selbst wiederum dem griechischen *charakter* entstammt. Letzteres bezeichnet im ursprünglichen Wortsinn ein Werkzeug zum Gravieren und steht gleichzeitig für Stempel, Gepräge oder Eigenart. Ähnlich ist die Bedeutung im Lateinischen, in dem *character* im Sinn von eingebranntes Zeichen, Gepräge oder auch Eigenart verwandt wird. Erst später wird es - zunächst im Französischen - auf die Eigenschaften eines Menschen übertragen, die gleichsam als der Seele eingeprägt aufgefaßt werden.[62]

Im 19. Jahrhundert erscheint der Begriff nur in einer der herangezogenen medizinischen Enzyklopädien und wird dort als eine "Bezeichnung der innern wesentlichen Natur"[63] eingeführt. Bei Menschen wären damit sein Temperament und seine Eigentümlichkeit gemeint.[64] Ein etwas anderer Akzent wird in Konversationslexika um die Jahrhundertwende gesetzt. Charakter bezeichnet nach diesen Definitionen in bezug auf den Menschen zwar auch dessen Eigentümlichkeit, doch wird eine weitere Differenzierung hinzugefügt. So resultiere der Charakter - im Gegensatz z.B. zu Anlage oder Temperament - vor allem aus nicht angeborenen, sondern selbst erworbenen Elementen, wie insbesondere dem individuellen Wollen. Er sei zwar nicht unveränderlich, aber doch relativ konstant.[65]

---

59 HANDLEXIKON DER MEDIZIN Bd. 2 (1980) S. 2416. REALLEXIKON DER MEDIZIN Bd. 6 (1974) S. T 24.

60 PSYCHOLOGISCHES WÖRTERBUCH (1987) S. 680.

61 WÖRTERBUCH DER PSYCHOLOGIE (1983) S. 616.

62 DUDEN ETYMOLOGIE (1989) S. 109.

63 ENCYCLOPÄDISCHES WÖRTERBUCH Bd. 7 (1831) S. 403.

64 ENCYCLOPÄDISCHES WÖRTERBUCH Bd. 7 (1831) S. 403.

65 MEYERS KONV.LEX. Bd. 4 (1875) S. 333f. MEYERS GROSSES KONV.LEX. Bd. 3 (1903) S. 881. In der jüngeren Ausgabe wird zusätzlich zwischen reflektierenden und naiven Charakteren

Auch im 20. Jahrhundert wird Charakter recht übereinstimmend als Begriff für die seelische, individuelle Eigenart eines Menschen beschrieben.[66] Ihm werden, insofern diese Frage berührt wird, angeborene und erworbene Anteile zugesprochen.[67] Gegenüber dem Persönlichkeitsbegriff wird bei dem des Charakters vor allem der statische Aspekt betont.[68]

Persönlichkeit

Persönlichkeit leitet sich von Person ab, einem Begriff der seinerseits wiederum auf das lateinische *persona* zurückgeht. *Persona* bezeichnet ursprünglich die Maske des Schauspielers und steht daher auch für Rolle und weiter für Mensch, Person und Charakter.[69]

In den medizinischen Enzyklopädien des 19. Jahrhunderts werden die genannten Begriffe nicht angeführt. Nur in einem Konversationslexikon wird Persönlichkeit als "ein Einzelwesen nach seiner äußern Erscheinung sowohl als nach seiner geistigen und sonstigen Eigentümlichkeit"[70] umschrieben.

Dagegen erscheint im 20. Jahrhundert Persönlichkeit auch in medizinischen und psychologischen Lexika. Sie wird z.B. als die "charakterist., unverwechselbare Individualität verleihende Struktur des Gefühls-, Willens- u. Affektlebens"[71] bezeichnet, für die neben statischen Elementen ein ständiger Wandel charakteristisch sei.[72] Eine andere Definition benennt sie als dynamischen "Strukturkomplex der zur Entwicklung gelangten psychophysischen Anlagen und Systeme eines Individuums"[73]. Alle Definitionen heben - und dies teilweise explizit im Gegensatz zum Charakter[74] - den dynamischen Aspekt des Persönlichkeitsbegriffs hervor. Hier liegt also ein mehr funktionelles Begriffsverständnis zugrunde.[75]

---

differenziert, wobei letztere sich ihrer individuellen Eigenart nicht bewußt sind. MEYERS GROSSES KONV.LEX. Bd. 3 (1903) S. 881.

66 HANDLEXIKON DER MEDIZIN Bd. 1 (1980) S. 365. LEXIKON DER PSYCHOLOGIE (1980) S. 310ff. PSCHYREMBEL (1986) S. 267. PSYCHOLOGISCHES WÖRTERBUCH (1987) S. 111f. REALLEXIKON DER MEDIZIN Bd. 1 (1966) S. C 71f. WÖRTERBUCH DER PSYCHOLOGIE (1974) S. 52. WÖRTERBUCH DER PSYCHOLOGIE (1983) S. 102.

67 HANDLEXIKON DER MEDIZIN Bd. 1 (1980) S. 365. PSCHYREMBEL (1986) S. 267. REALLEXIKON DER MEDIZIN Bd. 1 (1966) S. C 71f.

68 LEXIKON DER PSYCHOLOGIE (1980) S. 1582.

69 DUDEN ETYMOLOGIE (1989) S. 521.

70 MEYERS GROSSES KONV.LEX. Bd. 15 (1906) S. 623.

71 HANDLEXIKON DER MEDIZIN Bd. 2 (1980) S. 1877.

72 HANDLEXIKON DER MEDIZIN Bd. 2 (1980) S. 1877.

73 WÖRTERBUCH DER PSYCHOLOGIE (1874) S. 220.

74 LEXIKON DER PSYCHOLOGIE (1980) S. 1582.

75 HANDLEXIKON DER MEDIZIN Bd. 2 (1980) S. 1877. LEXIKON DER PSYCHOLOGIE (1980) S. 1582ff. WÖRTERBUCH DER PSYCHOLOGIE (1874) S. 220.

Individualität

Auch der Begriff Individualität erscheint fast synonym zu denjenigen des Charakters und der Persönlichkeit, wobei jedoch wieder ein besonderer Aspekt betont wird. Individualität leitet sich von Individuum ab, welches dem Lateinischen entstammt. Es bedeutet wörtlich das Unteilbare, eine Definition durch welche der Mensch insbesondere in seiner ganz persönlichen Eigenart als Einzelwesen angesprochen wird.[76]

Auch dieser Begriff erscheint nicht in den medizinischen Enzyklopädien des 19. Jahrhunderts, wird aber in den zeitgenössischen Konversationslexika beschrieben. Dort wird das Individuum als ein Wesen bezeichnet, "dem eine eigenthümliche geistige Beschaffenheit und Kraft zukommt, wodurch es sich von jedem anderen Wesen seiner Gattung unterscheidet"[77]. Der Inbegriff der Merkmale, die ein Wesen als Individuum auszeichnen, sei die Individualität.

Spätere Definitionen weisen in eine ähnliche Richtung, wobei vor allem die Einmaligkeit und Besonderheit betont wird. So wird die Individualität beispielsweise als "Einzigartigkeit der Persönlichkeit"[78] oder "die das Gesamt der Eigenschaften und Merkmale umfassende unverwechselbare Wesenseigenart einer Persönlichkeit"[79] beschrieben.[80] Einige Definitionen heben zusätzlich - gerade in Abgrenzung zur Persönlichkeit - auf das der Individualität eigene Selbstbewußtsein ab.[81]

---

76 DUDEN ETYMOLOGIE (1989) S. 303.

77 MEYERS KONV.LEX. Bd. 15 (1906) S. 623. Vgl. auch MEYERS KONV.LEX. Bd. 9 (1905) S. 807.

78 LEXIKON DER PSYCHOLOGIE (1980) S. 967.

79 REALLEXIKON DER MEDIZIN Bd. 4 (1971) S. I 52.

80 Vgl. LEXIKON DER PSYCHOLOGIE (1980) S. 967f. PSYCHOLOGISCHES WÖRTERBUCH (1987) S. 303. REALLEXIKON DER MEDIZIN Bd. 4 (1971) S. I 52. WÖRTERBUCH DER PSYCHOLOGIE (1974) S. 98. WÖRTERBUCH DER PSYCHOLOGIE (1983) S. 275f.

81 WÖRTERBUCH DER PSYCHOLOGIE (1974) S. 98. WÖRTERBUCH DER PSYCHOLOGIE (1983) S. 275f.

2.3 Die Grundzüge der Entwicklung konstitutioneller Betrachtungsweise in der Schulmedizin

Vor der näheren Untersuchung der Entwicklung konstitutioneller Betrachtungsweise in der Homöopathie soll wegen vielfältiger Bezüge ein Überblick über das konstitutionelle Gedankengut in der Schulmedizin gegeben werden.[1] Dabei können vier größere Komplexe unterschieden werden.

2.3.1 Die Säfte- und Qualitätenlehre

Die Antike

Die Geschichte der Konstitutionslehre weist bis in die Antike zurück. Die Säfte- und Qualitätenlehre dominierte die Medizin über Jahrhunderte dominierte und ihr Einfluß war bis ins 17. Jahrhundert prägend. Als zweite Strömung findet die Solidarpathologie ihre Wurzeln in der Antike. Sie versucht Krankheit über die physikalisch-mechanischen Eigenschaften des Körpers zu erklären. Dagegen richtet die Humoralpathologie ihre Augenmerk mehr auf die flüssigen Bestandteile des Körpers, die Säfte.[2] Für beide ist konstitutionelles Denken bestimmend. Denn beide stellen den Menschen mit seinem Leiden in den Mittelpunkt, d.h. sie systematisieren am Kranken und nicht an der Krankheit.[3] Doch übte die Humorallehre einen wesentlich weitreichenderen Einfluß als die Solidarpathologie auf die Entwicklung des konstitutionellen Denkens - auch innerhalb der Homöopathie[4] - aus. Im folgenden sollen daher ihre Grundzüge näher betrachtet werden.

In der Schrift "De natura hominis" des Corpus Hippokraticum werden vier Säfte unterschieden: Blut, Schleim, schwarze und gelbe Galle. Sie konstituieren den Körper. Ihre Mischung, Krasis, liegt der Gesundheit, Eukrasie, oder Krankheit, Dyskrasie, zugrunde.[5]

---

1 Ein solcher Überblick kann hier nur schlaglichtartig gegeben werden, da eine detaillierte Untersuchung der einzelnen Lehren den Rahmen dieser Arbeit sprengen würde.

2 Vgl. ROTHSCHUH (1978) S. 185ff., 224ff.

3 Vgl. SIGERIST (1929) S. 100.

4 Vgl. Kapitel 3.3.

5 Hippokrates (460-377 v. Chr.). Vgl. DIEPGEN (1949) S. 80ff. HISTORISCHES WÖRTERBUCH DER PHILOSOPHIE Bd. 8 (1992) S. 1120f. LICHTENTHAELER (1982) S. 113ff. NEUBURGER (1914) S. 5. ROTHSCHUH (1978) S. 186ff. SCHÖNER (1964) S. 15ff. Neben der hier ausführlicher besprochenen Säftelehre beschreibt Hippokrates auch zwei am Körperbau orientierte Konstitutionstypen, deren begriffliche Bestimmung sich an den korrelierenden Dispositionen orientiert. Der Habitus phthisicus zeigt einen eher langen und dünnen Körperbau und eine Neigung zur Lungenschwindsucht. Der Habitus apoplecticus dagegen ist eher kurz und dick; er neigt zum

Die Säftelehre bildet den Ursprung vielfältiger Ausgestaltungen der Humoralpathologie. Erst später wurden die vier Säfte anderen vielpoligen Lehren, wie sie zur Zeit der Naturphilosophen bestanden, zugeordnet. Die Lehre von den vier Elementen - Feuer, Wasser, Erde und Luft - als Grundbausteine des menschlichen Organismus geht auf Empedokles zurück.[6] Noch ältere Wurzeln hat eine weitere Sichtweise. So resultiert für Alkmaion Gesundheit aus dem Gleichgewicht der auf den Körper einwirkenden Kräfte, der Gegensatzpaare des Feuchten und Trockenen sowie des Kalten und Warmen.[7] Erst Aristoteles ordnete jene vier Qualitäten den vier Elementen zu. Das Feuer charakterisiert er als heiß und trocken, die Luft als warm und feucht. Das Wasser dagegen ist für ihn kalt und feucht, die Erde kalt und trocken.[8] Ca. 500 Jahre nach Hippokrates greift Galen dessen Lehre auf. In einem sehr umfassenden Lehrgebäude faßt er bisher bestehende Traditionen zusammen und begründet eine Lehre, welche bis ins 19. Jahrhundert hinein bestimmend sein sollte. Gesundheit erscheint ihm als fast nicht erreichbares Ideal. Sie bestünde in vollständiger Harmonie der Säfte und Qualitäten. Äußere Einflüsse wie klimatische Bedingungen oder die Umgebung bedingten für Galen ebenso wie auch die Individualität des Menschen als solche mit ihrer spezifischen Lebensweise eine leichtere oder stärkere Verschiebung dieses Gleichgewichtes. Dominanzen innerhalb der Säfte bzw. Qualitäten bewirken eine spezifische Krankheitsdisposition. Galen erweitert die bislang bestehenden Theorien um die bis heute weit verbreitete Lehre von den vier Temperamenten. Auch sie werden durch ihre Beziehung zu jenen Qualitäten, genauer Doppelqualitäten, bestimmt, die er ganz im Sinne von Aristoteles den Elementen zuordnet. Schon die für die Temperamente gewählte Begrifflichkeit zeigt die ebenfalls bestehende Beziehung zu den Säften, die Galen wiederum durch die Qualitäten charakterisiert. Der Choleriker (gelbe Galle) unterliegt dem überwiegenden Einfluß des Heißen und Trockenen, also des Feuers. Der Sanguiniker (Blut) weist einen besonderen Bezug zum Warmen und Feuchten, der Luft, auf. Dagegen überwiegt für den Melancholiker (schwarze Galle) das Kalte und Trockene, die Erde, und für den Phlegmatiker (Schleim) das Kalte und Feuchte, das Wasser. Es entsteht ein komplexes System, in dem insbesondere den Qualitäten die zentrale Stellung zukommt. Auch die Bedeutung der Säfte

---

Schlaganfall. Beide Charakterisierungen wurden zu späteren Zeiten wiederholt aufgegriffen. SCHICK (1964) S. 838.

6 Empedokles (ca. 495-435 v. Chr.). Vgl. DIEPGEN (1949) S. 73. HISTORISCHES WÖRTERBUCH DER PHILOSOPHIE Bd. 8 (1992) S. 1120f. LICHTENTHAELER (1982) S. 122. ROTHSCHUH (1978) S. 187. SCHÖNER (1964) S. 6ff., 14.

7 Alkmaion (um 500 v. Chr.). Vgl. DIEPGEN (1949) S. 72. HISTORISCHES WÖRTERBUCH DER PHILOSOPHIE Bd. 8 (1992) S. 1120. ROTHSCHUH (1978) S. 187. SCHÖNER (1964) S. 7ff., 55.

8 Aristoteles (384-322 v. Chr.). HISTORISCHES WÖRTERBUCH DER PHILOSOPHIE Bd. 8 (1992) S. 1120. LICHTENTHAELER (1982) S. 172. ROTHSCHUH (1978) S. 186f. SCHÖNER (1964) S. 66ff.

resultiert für Galen ganz aus ihrem Bezug zu den Qualitäten.[9] Sigerist erkennt in der Lehre Galens bereits Ansätze spekulativer Konstruktion und eine übergroße Neigung zum Systematisieren. Diese Erscheinungen sind ihm ein Hinweis auf ein Erstarren der Kultur, auf den beginnenden Niedergang der Antike.[10]

Zusammenfassende Tabelle

Elemente	Qualitäten	Säfte	Temperamente
Erde	kalt und trocken	schwarze Galle	Melancholiker
Wasser	kalt und feucht	Schleim	Phlegmatiker
Luft	warm und feucht	Blut	Sanguiniker
Feuer	warm und trocken	gelbe Galle	Choleriker

Die arabische Medizin und ihr Einfluss auf die Medizin des Mittelalters und der Renaissance

Die Lehre der antiken Medizin setzte sich interessanter Weise nicht im Abendland, sondern in der arabischen Welt fort. Die antiken Schriften lagen zum damaligen Zeitpunkt nur unzusammenhängend und nicht als in sich schlüssiges, logisch aufgebautes Lehrgebäude vor. Es ist als Leistung der arabischen Medizin anzusehen, sie geordnet und neu zusammengestellt zu haben. Dies zeigt sich in herausragendem Maße in dem Werk Ali ibn Sinas (Avicenna). Er verfaßte ein umfangreiches Lehrbuch, das in wohl durchdachter Didaktik die gesamte damalige Heilkunde behandelt. Grundlage dieses Lehrgebäudes ist die antike Qualitäten- und Säftelehre, insbesondere in Form der Lehre Galens. Avicenna und andere bedeutende Repräsentanten der arabischen Medizin, wie Ibn Roschd (Averroes), bewahrten die griechische Heilkunde, indem sie die alten Schriften ordneten und übersetzten, gingen aber gleichzeitig auch über sie hinaus.[11] Diepgen sieht in der Überlieferung der antiken Lehre das Hauptverdienst der arabischen Medizin. Über-

---

9 Galen (ca. 129-199 n. Chr.). Vgl. DIEPGEN (1949) S. 119ff. HISTORISCHES WÖRTERBUCH DER PHILOSOPHIE Bd. 8 (1992) S. 1121. LICHTENTHAELER (1982) S. 195ff. NEUBURGER (1914) S. 6. ROTHSCHUH (1978) S. 187ff. SCHÖNER (1964) S. 86ff. SIGERIST (1931) S. 255f.

10 SIGERIST (1929) S. 102. SIGERIST (1931) S. 256.

11 Avicenna (980-1038). Averroes (1126-1198). DIEPGEN (1949) S. 178f. HISTORISCHES WÖRTERBUCH DER PHILOSOPHIE Bd. 8 (1992) S. 1122. ROTHSCHUH (1978) S. 201. Eine ausführliche Darstellung der einzelnen Lehren übersteigt den Rahmen dieser Arbeit.

setzungen aus dem Arabischen brachten schließlich das antike Gedankengut zur Zeit der Scholastik auch im Abendland in Umlauf.[12]

Die arabische Medizin gewann seit dem 11. Jahrhundert im Abendland an Bedeutung und zwar über die medizinische Schule von Salerno. Nach und nach wurden immer mehr Schriften in die lateinische Sprache übertragen, so auch im 12. Jahrhundert das Werk Avicennas mit dem zentralen "Canon medicinae". Viele dieser Übersetzungen waren jedoch aufgrund mangelnder Sprachkenntnisse relativ ungenügend. Die Qualitäten- und Säftelehre bildete also in weiten Teilen die Grundlage der mittelalterlichen Medizin, jedoch in teilweise verfälschter Form.[13]

Die letzte umfassende Formulierung fand die Säftelehre nach Rothschuh in der Renaissance bei dem Pariser Arzt Jean Fernel und dem aus Wittenberg stammenden Daniel Sennert. Fernel veröffentlichte 1567 die "Universa Medicina", in denen er sein die Lehren von Galen, Avicenna und auch Aristoteles vereinigendes Lehrgebäude darstellt. Dieses beeinflußte die Medizin bis ins 17. Jahrhundert. Auch dem Hauptwerk Sennerts "Institutiones medicinae“, erschienen 1628, liegt noch die alte Systematik zugrunde. Immernoch war die medizinische Praxis zwar durch die Qualitäten- und Säftelehre bestimmt, doch zeigte die immer größer werdende Neigung zu Schematisierung und oberflächlicherer Betrachtung, daß dieses Medizinkonzept nicht mehr dem Zeitgeist entsprach. Mit dem Gedankengut der Aufklärung brach dann eine neue Phase der Medizingeschichte an.[14]

2.3.2 Das Zurücktreten konstitutionellen Denkens

Als einer der ersten äußerte Paracelsus bereits im 16. Jahrhundert Zweifel an der antiken Säfte- und Qualitätenlehre. Die Gründe hierfür liegen unter anderem in seiner betonten Hinwendung zu Erfahrungen im Bereich der Natur. Jedoch wurde seine Kritik mehr als 100 Jahre kaum aufgegriffen, was Rothschuh auf die starke weltanschauliche und spiri-

---

12 Vgl. DIEPGEN (1949) S. 174ff. HISTORISCHES WÖRTERBUCH DER PHILOSOPHIE Bd. 8 (1992) S. 1122f. ROTHSCHUH (1978) S. 199ff.

13 DIEPGEN (1949) S. 186f., 203ff. HISTORISCHES WÖRTERBUCH DER PHILOSOPHIE Bd. 8 (1992) S. 1122.

14 Vgl. HISTORISCHES WÖRTERBUCH DER PHILOSOPHIE Bd. 8 (1992) S. 1122f. ROTHSCHUH (1978) S. 202ff.

tuelle Prägung seiner Lehre sowie auf den Mangel an sachlicher Argumentation zurückführt.[15]

Der Einfluss der Aufklärung

Erst unter dem zunehmenden Einfluß des Gedankengutes der Aufklärung häufen sich schließlich im 17. Jahrhundert kritische Stellungnahmen zur Säftelehre. Das Bedürfnis, auch die Medizin auf eine vernunftsgemäße spekulationsfreie Basis zu stellen, förderte die empirische Forschung. So beginnen die Bemühungen, die konkrete Zusammensetzung des Blutes über experimentelle Forschung zu ergründen im 17. Jahrhundert und nehmen im 18. und 19. weiter zu. Ihre Ergebnisse entziehen der alten Lehre allmählich den Boden.[16]

Stand in der Empirie der antiken Lehre der Mensch als solcher im Mittelpunkt der Betrachtung, so lenkte die Bemühung um eine rationale Ergründung der Natur der Krankheit den Blick um. Die vom aufklärerischen Gedankengut getragene Empirie orientierte sich an der Krankheitssymptomatik mit dem Ziel, einzelne Krankheitsarten zu unterscheiden. Der Wandel von der konstitutionell geprägten Systematik am Menschen zur Systematisierung anhand von Krankheiten brach an.[17] Der erste, der sich um eine solche Differenzierung einzelner Krankheitsarten bemühte, war Thomas Sydenham. Er war ein Vertreter des Empirismus, der im England des 17. Jahrhunderts an Boden gewann. Ein ähnliches Anliegen bewegte 100 Jahre später Francois Boissier des Sauvages de Lacroix. Beeinflußt durch seinen Freund Karl von Linné, der die große Leistung der botanischen Klassifizierung vollbrachte, veröffentlichte er 1731 eine erste umfassende nosologische Lehre mit dem Titel "Nouvelles Classes de Maladies, qui dans un ordre semblable à celui des Botanistes comprennent les genres et les espèces de toutes les Maladies, avec leurs signes et leurs indications". Analog der Linnéschen Pflanzensystematik teilte er die Krankheiten in Gattungen und Arten, Familien, Klassen und Ordnungen ein.[18]

---

15 Paracelsus (1493-1541). ROTHSCHUH (1978) S. 212ff. Vgl. auch HISTORISCHES WÖRTERBUCH DER PHILOSOPHIE Bd. 8 (1992) S. 1122f.

16 Vgl. ROTHSCHUH (1978) S. 215ff.

17 Vgl. SIGERIST (1929) S. 105. SIGERIST (1931) S. 257f.

18 Sydenham (1624-1689). Sauvages (1706-1767). Vgl. hierzu DIEPGEN (1941) S. 62f. DIEPGEN (1959) S. 12ff. ROTHSCHUH (1978) S. 164ff. SHRYOCK (1940) S. 9ff. SIGERIST (1931) S. 257f.

Der Einfluss der Pathologie und Bakteriologie

Das im Zeitalter der Vernunft erstarkende Bedürfnis, den menschlichen Organismus wissenschaftlich zu erfassen, drängte bald über die alleinige Empirie hinaus. Schon Sauvages befriedigte seine empirische Klassifizierung der Krankheiten nicht vollständig.[19] Mit Ende des 18. und vor allem im 19. Jahrhundert wurde daher neben der vergleichenden Betrachtung der Krankheitssymptomatik zunehmendes Gewicht auf den pathologischen Befund gelegt. Im Werk Giovanni Battista Morgagnis, der als der Begründer der pathologischen Anatomie gilt, wird deutlich, welche Krankheitsauffassung eine solche Gewichtung nahelegt. Im Jahre 1761 veröffentlichte er sein Hauptwerk "De Sedibus et Causis Morborum", in dem die Krankheiten über ihren Ort definiert werden. Ein lokalistisches Krankheitsverständnis kündigte sich an.[20] Zu voller Ausprägung gelangte dieses Konzept letztlich bei dem Begründer der Zellularpathologie Rudolf Virchow. Virchows Lehrgebäude stützt sich auf die zentrale Stellung der Zelle, in der seiner Auffassung nach das "Ens morbi", das Wesen der Krankheit, begründet liegt. Diepgen versteht Virchow durchaus so, daß in der Beschaffenheit der Zelle auch die innere Krankheitsursache, die Disposition, zu finden sei.[21] Hier erscheint ein Brückenschlag zu konstitutionellem Denken möglich, wie es tatsächlich auch dem frühen Virchow nicht fernlag. So sprach er noch 1848 im Falle von Krankheiten, bei denen der ganze Organismus betroffen ist, vom sog. Konstitutionalismus der Krankheiten. Doch bereits ein paar Jahre später, 1854, ließ er diese Gedanken hinter sich. Er postulierte nun für jede Krankheit ihren speziellen Sitz im Körper.[22] Damit wurde das alte ganzheitliche Krankheitsverständnis verlassen und Krankheit auf eine lokale Störung reduziert. Der breite Einfluß, den seine Lehre gewann, verstärkte in der folgenden Zeit maßgeblich die weitere Entfernung von konstitutionellem Denken.[23]

Diese Tendenz setzte sich durch die Forschungsergebnisse der Bakteriologie mit der immer neuen Entdeckung von Krankheitserregern weiter fort. Dadurch, daß das Hauptaugenmerk sich auf äußere Krankheitsursachen verlagerte, trat die Bedeutung der Konstitution, zumindest in der Forschung, ganz in den Hintergrund.[24]

---

19 Vgl. DIEPGEN (1959) S. 13.

20 Morgagni (1682-1771). Vgl. DIEPGEN (1938) S. 261. DIEPGEN (1959) S. 13, 21f. ROTHSCHUH (1978) S. 366ff.

21 DIEPGEN (1959) S. 146ff., bes. S. 149.

22 Virchow (1821-1902). Vgl. hierzu DIEPGEN (1938) S. 267ff. DIEPGEN (1959) S. 113, 163. DIEPGEN (1965) S. 114ff.

23 Vgl. DIEPGEN (1959) S. 149. DIEPGEN (1965) S. 94. NEUBURGER (1914) S. 9f.

24 Vgl. DIEPGEN (1965) S. 129f. NEUBURGER (1914) S. 10.

2.3.3 Neue Ansätze konstitutionellen Denkens

Trotz der Entfremdung vom konstitutionellen Denken, wie sie verstärkt seit der Aufklärung zu beobachten ist, bleibt dieser Denkansatz weiter lebendig. Er zeigt sich in iatrochemischen, iatrophysikalischen und iatrodynamistischen Medizinkonzepten. Fast keine dieser Lehren bezeichnet sich selbst als eigentliche Konstitutionslehre, doch liegt ihnen teilweise eine konstitutionelle Auffassung des menschlichen Organismus zugrunde.[25]

Iatrochemische Konzepte

Iatrochemische Medizinkonzepte ziehen für das Verständnis von Gesundheit, Krankheit und Heilung vor allem die stofflich-chemische Bestimmtheit des Menschen heran. Eines der bedeutendsten Konzepte wird bereits vor der Aufklärung durch Paracelsus formuliert. Er unterscheidet mit Sal, Merkur und Sulfur drei Prinzipien, die sowohl für die äußere Natur als auch für den Menschen bestimmend sind. Sie entstammen der Alchimie und hier insbesondere der alchimistischen Destillationspraktik. Als Sulfur wird alles Brennbare bezeichnet. Sal entspricht dem Verbrennungsrückstand. Das Merkurielle liegt in der Mitte: Es umfaßt alles, was weder brennt noch sich als Rückstand bildet. So findet es sich im abziehenden Rauch und bildet sich als Niederschlag an kalten Wänden. Die individuelle Mischung dieser drei Grundbestandteile der Materie bildet die Beschaffenheit des menschlichen Organismus, man könnte auch sagen seine Konstitution. Krankheit entsteht für Paracelsus durch das Überwiegen eines der drei Prinzipien.[26]

Ein ähnlicher Ansatz findet sich in Konzepten, die die Aufmerksamkeit vor allem auf das Wechselspiel zwischen sauren und alkalischen Säften lenken. Solche Vorstellungen liegen beispielsweise der Lehre des Sylvius und seiner Schüler zugrunde. Er führt Krankheit auf ein Ungleichgewicht zurück, das entweder durch Überwiegen der sauren oder der alkalischen Säfte entsteht.[27]

---

25 Vgl. SIGERIST (1929) S. 105.

26 Vgl. NEUBURGER (1914) S. 6. ROTHSCHUH (1978) S. 263ff.

27 Sylvius (1614-1672). Rothschuh faßt diese Krankheitslehre als eine iatrochemisch geprägte Variante der Humoralpathologie auf. ROTHSCHUH (1978) S. 279ff., bes. S. 281. Vgl. auch LEICH (1993).

Iatrophysikalische Konzepte

Neben diesen iatrochemischen Theorien liegen auch in iatrophysikalischen Vorstellungen Ansätze zu konstitutionellem Denken. Als iatrophysikalisch werden jene Konzepte bezeichnet, die sich zum Verständnis des menschlichen Organismus insbesondere auf die physikalische, mechanische Ebene stützen. Seit der Antike bestanden, wie schon erwähnt wurde, zwei gegensätzliche Strömungen in der Medizin: die Solidarpathologie und die Humoralpathologie. Die Solidarpathologie findet nach Rothschuh vor allem in der methodischen Ärzteschule Roms Verbreitung. Der Organismus wird von ihren Vertretern als Zusammensetzung von Atomen betrachtet. Krankheit resultiert aus einer Diskrepanz zwischen Poren und Atomen, wobei zwei Hauptformen unterschieden werden. Krankheiten mit zu engen Poren werden als Status strictus bezeichnet. Patienten mit diesem Krankheitstyp erscheinen blaß, kühl, trocken, fest und neigen zu Verstopfung, Krämpfen und Fieber. Es handelt sich meist um akute Krankheiten. Krankheiten, die zu weite Poren aufweisen, werden als Status laxus zusammengefaßt. Unter diesen Begriff fallen eher chronische Krankheiten. Im Gegensatz zum Status strictus besteht hier insgesamt die Tendenz zu vermehrten Ausscheidungen wie Durchfällen oder Schweiß. Im Mittelalter verblaßte diese Lehre stark neben der weiten Verbreitung, welche die Humoralpathologie fand. Rothschuh berichtet, daß sie erst zu Beginn des 17. Jahrhunderts wieder aufgegriffen wurde.[28] In diesem Kontext weist auch Neuburger auf das iatrophysikalische Medizinkonzept hin. Die Straffheit und Laxheit der Fasern erscheint ihm als eine Variante konstitutioneller Charakteristik.[29] Iatrophysikalische Züge trägt nach Rothschuh zum Beispiel die Lehre Friedrich Hoffmanns, die er im engeren Sinn als iatromechanisch charakterisiert. Auch in ihr lassen sich nach Neuburger Spuren konstitutionellen Denkens finden. Die Gesamtcharakteristik des Organismus scheint Hoffmann durch die Energie des Blutkreislaufs geprägt. Auf diese führt er somit auch Temperament und Krankheitsdisposition zurück.[30]

Iatrodynamistische Konzepte

Zusätzlich zu den genannten Medizinkonzepten sind gerade auch in iatrodynamistischen Ansätze konstitutioneller Betrachtungsweise enthalten. Unter dem Begriff des Iatrodynamismus faßt Rothschuh sämtliche medizinische Lehren zusammen, die sich vor allem

---

[28] ROTHSCHUH (1978) S. 224ff.
[29] NEUBURGER (1914) S. 6.
[30] Hoffmann (1660-1742). NEUBURGER (1914) S. 6. Vgl. auch ROTHSCHUH (1978) S. 240ff.

der inneren Welt des Menschen - der Seele oder seelenanalogen Kräften - zuwenden. Innerhalb der iatrodynamistischen Lehren unterscheidet er irritabilitätsdynamistische, biodynamistische und psychodynamistische Ansätze. Die Zuordnung zu einem dieser Konzepte entscheidet sich an der Frage, welcher Ebene die Lenkung der Lebensvorgänge zugesprochen wird, den psychischen oder eher den seelenanalogen Kräften.[31] Alle jene Konzepte stehen konstitutionellem Denken relativ nahe, da sie in ihrer Charakterisierung der menschlichen Natur eine ganzheitliche Sichtweise zugrunde legen.

Neuburger deutet insbesondere die zentrale Stellung, die der Irritabilität, der Reizbarkeit oder der Lebenskraft in einigen Lehren zukommt, als Ausdruck konstitutioneller Charakteristik. Diesbezüglich weist er besonders auf die Lehre Albrecht von Hallers hin.[32] Physiologische Studien führten von Haller zur Unterscheidung der Irritabilität, d.h. der Fähigkeit der Muskeln zur Reizbeantwortung, und der Sensibilität, der Empfindungsfähigkeit.[33] Zur Basis einer eigentlichen Krankheitslehre wurde die Irritabilität allerdings erst bei John Brown. Für ihn liegt die Grundlage des Lebens in der Fähigkeit, auf Reize zu reagieren. Gesundheit besteht in einem Gleichgewicht zwischen den beiden Polen der Sthenie und der Asthenie[34], die er als pathologische Abweichungen auffaßt.[35]

In Abgrenzung zu diesen irritabilitätsdynamistischen Vorstellungen faßt Rothschuh Medizinkonzepte, die seelenanaloge Kräfte wie die Lebenskraft als zentral für das Verständnis von Gesundheit und Krankheit erachten, als biodynamistisch zusammen. In diese Kategorie fallen Lehren wie die von Paul-Joseph Barthez, Christoph Wilhelm Hufeland und Samuel Hahnemann.[36]

Den psychodynamistischen Konzepten liegt ebenfalls eine Auffassung zugrunde, die eine ganzheitliche Sicht des Menschen voraussetzt und damit konstitutionellem Denken nahesteht, auch wenn dies nicht immer explizit hervortritt.[37] Einer ihrer Exponenten des 19. Jahrhunderts ist Carl Gustav Carus. Krankheit erscheint ihm als Störung der Ganz-

---

31 Vgl. ROTHSCHUH (1978) S. 291ff.

32 NEUBURGER (1914) S. 7.

33 Haller (1708-1777). DIEPGEN (1959) S. 18. Rothschuh verfolgt die Wurzeln dieses Ansatzes unter anderem bis zu Francis Glisson im 17. Jahrhundert. Aufgrund der Dominanz des Iatromechanismus sei es jedoch nicht zur weiteren Verbreitung diese Konzeptes gekommen. Dies bewirkte erst die Lehre Hallers. Vgl. ROTHSCHUH (1978) S. 342ff.

34 Der Begriff der Asthenie wurde in der späteren Konstitutionslehre vielfach aufgegriffen. Vgl. auch Kapitel 3.3.

35 Brown (1735-1788). Vgl. DIEPGEN (1959) S. 25ff. ROTHSCHUH (1978) S. 342ff.

36 Vgl. hierzu ROTHSCHUH (1978) S. 323-342.

37 Die einzelnen Lehren können hier nicht näher besprochen werden. Ihr Spektrum reicht in der Darstellung Rothschuhs von Georg Ernst Stahl bis ins 20. Jahrhundert zur Psychosomatik Viktor von Weizsäckers. Vgl. hierzu ROTHSCHUH (1978) S. 293-322.

heit, wie sie von Leib und Seele gebildet wird. Dabei postuliert er keine eigenständige Lebenskraft. Carus betont im Gegenteil die Verwandtschaft zwischen Unbewußtem und Bewußtem sowie zwischen Körper und Seele. Alles erscheint ihm als Ausdruck eines einheitlichen Prinzips.[38] Diese Überzeugung leitet ihn auch zu der Annahme, daß sich das Wesen des Menschen in seiner köperlichen Gestalt widerspiegeln müsse. In seinem 1853 erschienenen Lehrbuch "Symbolik der menschlichen Gestalt" legt er daher besonderes Gewicht auf die Physiognomik. Carus unterscheidet eine zerebral-asthenische, eine atlethische und eine plethorische Konstitution. Diese Typisierung erinnert sowohl an frühere, als auch an spätere Einteilungen innerhalb der Konstitutionslehre, wie sie später tabellarisch dargestellt werden sollen.[39]

2.3.4 Die moderne Konstitutionslehre

Die Anfänge

Zwar steht der Beginn des 19. Jahrhunderts zwar noch stark in der Strömung der Naturphilosophie, doch setzt sich ab seiner Mitte ein streng naturwissenschaftlich-mechanistisch geprägtes Weltbild durch. Die Erkenntnisse der Pathologie und Bakteriologie führen, wie gezeigt wurde, zu zunehmender Entfremdung von konstitutionellem Denken. Jedoch verblaßte es nicht vollständig.

Insbesondere in Frankreich blieb der konstitutionelle Gedanke auch im 19. Jahrhundert lebendig. So unterscheidet Hallé bereits 1797 einen zerebralen, muskulären und abdominalen Typ. Für die französische Konstitutionslehre ist gerade diese Typisierung, die sich an der Dominanz einzelner Organsysteme orientiert, charakteristisch. In der bezeichneten Kontinuität stehen Cabanis (1802), Rostand (1826) und schließlich Sigaud (1908).[40]

Dagegen sind zur gleichen Zeit im deutschen Sprachraum weniger Ansätze zu konstitutioneller Betrachtungsweise vorhanden. Als solche sind die schon zitierten Konstitutionstypen nach Carus zu nennen. Selbst in die Pathologie fließen vereinzelt konstitutio-

---

38 Rothschuh verweist auf die Ähnlichkeit dieser Vorstellung zu der Entelechie nach Aristoteles sowie der Idee nach Platon. ROTHSCHUH (1978) S. 316.

39 Carus (1779-1868). DIEPGEN (1959) S. 37. KLOOS (1951). REALLEXIKON DER MEDIZIN (1971) S. K 196. ROTHSCHUH (1978) S. 316ff. An dieser Stelle sei auch auf die Lehre des Theologen Joh. Kaspar Lavaters (1741-1801) verwiesen, dessen Lehre von der Physiognomik auch auf die Medizin Einfluß nahm. DIEPGEN (1959) S. 36f.

40 Vgl. HEYDE (1960)a S. 69. REALLEXIKON DER MEDIZIN (1971) S. K 196. Vgl. auch die tabellarische Zusammenfassung der einzelnen Konstitutionslehren.

nelle Gesichtspunkte ein. So vertritt der Lehrer Virchows, Karl Rokitansky, eine Lehre, die noch Anklänge an die Lehre Hippokrates enthält. Er beschreibt einen Habitus asthenicus und einen Habitus apoplecticus.[41] In den 1870er Jahren postuliert der Pathologe Friedrich Wilhelm Beneke ebenfalls zwei Formen von Habitus, einen Habitus scrophulophthisicus sowie einen Habitus carcinomatosus. Er gilt Diepgen als Vorläufer der modernen Konstitutionspathologie.[42] Ähnliches Gedankengut zeigen die Ausführungen des Gerichtsmediziners Arnold Paltauf. Er sieht in einer speziellen Veranlagung des Lymphsystems, dem Status thymico-lymphaticus, eine Ursache des plötzlichen Kindstodes.[43]

Doch mehr noch als in der Pathologie tradiert sich vor allem in der medizinischen Praxis konstitutionelles Denken. Gerade auf dem Gebiet der Infektionskrankheiten entsteht durch das große Gewicht, das den Krankheitserregern von der noch jungen Bakteriologie zugemessen wird, eine starke Kluft zu der Erfahrung der praktisch Tätigen. Wiederholt sehen sich die Therapeuten mit dem Phänomen konfrontiert, daß nicht jeder Patient die gleiche Anfälligkeit aufweist und auch der Erkrankungsverlauf individuell ganz verschieden ausfällt.[44] In den 90er Jahren des letzten Jahrhunderts häufen sich schließlich die Stimmen, die erneut auf das Gewicht der inneren Krankheitsbedingungen hinweisen. Mit die ersten in dieser Beziehung sind der Internist Ottomar Rosenbach und der Bakteriologe Ferdinand Hueppe. Beide führen, unabhängig voneinander, das Erkranken auf eine spezielle Krankheitsdisposition zurück.[45] Nach der übergroßen Bedeutung, die den Bakterien zunächst zugemessen wurde, erfährt ihre Stellung im Krankheitsgeschehen nun eine starke Relativierung. Anknüpfend an die Thesen Rosenbachs und Hueppes faßt der praktische Arzt Adolf Gottstein das Verhältnis zwischen Konstitution und Krankheitserreger in einer Gleichung zusammen. Die Kraft der Konstitution (C) steht der Virulenz des Erregers (P) gegenüber. Gottstein formulierte diese Beziehung in der 1897 erschienenen allgemeinen Epidemiologie in dem Bruch C/P, der die Krankheitsdisposition anzeigt.[46] Rosenbach und Gottstein weiten die Bedeutung der Disposition auf epidemiologische Gesichtspunkte aus. Die Disposition ganzer Teile der Bevölkerung er-

---

41 Rokitansky (1804-1878). Vgl. DIEPGEN (1959) S. 144ff. HAUSWIRTH (1953) S. 12. Vgl. Kapitel 2.3.1. Auch Rudolf Herrmann Lotze und Jakob Henle weisen noch Mitte des 19. Jahrhunderts auf die Bedeutung von Disposition und Konstitution zur Erkrankung hin. Der Konstitutionsbegriff erscheint bei beiden nah an den der Disposition angelehnt. Vgl. DIEPGEN (1938) S. 262ff. DIEPGEN (1959) S. 93f, 120.

42 Vgl. BAUER (1917) S. 26. DIEPGEN (1965) S. 110, 130. HAUSWIRTH (1953) S. 12.

43 Paltauf (1860-1893). Vgl. DIEPGEN (1965) S. 212. NEUBURGER (1914) S. 10.

44 Vgl. DIEPGEN (1959) S. 216. DIEPGEN (1965) S. 141.

45 Rosenbach (1851-1907). DIEPGEN (1965) S. 140. Hueppe (1852-1938). DIEPGEN (1965) S. 140.

46 Gottstein (1857-1941). Vgl. DIEPGEN (1938) S. 274ff. DIEPGEN (1965) S. 140ff. SIGERIST (1931) S. 258.

möglicht ihrer Meinung nach das Auftreten von Seuchen. Bei Gottstein klingen in diesem Kontext bereits Töne an, die in den folgenden Jahrzehnten zunehmende Bedeutung erlangen sollten. Seine epidemiologischen Überlegungen führen ihn zu der Beurteilung der Widerstandeskraft einzelner Gruppen. Hier kommt der Begriff der Rasse ins Spiel und gleichzeitig auch das gefährliche Postulat der "Rassenentartung".[47] Gegen Ende der 1890er Jahre findet die konstitutionelle Betrachtung noch weitere Verbreitung. So zieht Friedrich Kraus 1897 die Ermüdung zur Beurteilung der Konstitution heran.[48] Friedrich Martius weitet schließlich die Rolle der Krankheitsdisposition von der Anfälligkeit gegenüber Infektionskrankheiten auf die gesamte Pathologie aus. Er gilt als Begründer der modernen Konstitutionslehre. Der in den vorangegangenen Jahrzehnten überbewerteten äußeren Krankheitsursache stellt er die Notwendigkeit einer entsprechenden inneren Disposition gegenüber. Dabei differenziert er unterschiedliche Dispositionen einzelner Organe, die bei entsprechender äußerer Belastung über die Art der Erkrankung entscheiden.[49]

Die Relativierung der medizinischen Theorien, wie sie für die zweite Hälfte des 19. Jahrhundert typisch waren, scheint auch im Zusammenhang mit einem allgemeinen Wandel des Zeitgeistes zu stehen. Neue vitalistische Anschauungen gewinnen an Boden. Der Neovitalismus, wie er später bei Hans Driesch zur Ausprägung kommt, wird vorbereitet.[50] So verstärkt sich zur Jahrhundertwende die Suche nach neuem ganzheitlichem und funktionellem Denken. Die weitere Entwicklung der Konstitutionslehre, die in den 20er und 30er Jahren dieses Jahrhunderts ihren Höhepunkt finden sollte, ist hier bereits angelegt.[51]

---

47 DIEPGEN (1965) S. 265. Vgl. hierzu Kapitel 2.1.

48 DIEPGEN (1965) S. 202. SIGERIST (1931) S. 258.

49 Martius (1850-1923). Vgl. DIEPGEN (1938) S. 279. DIEPGEN (1965) S. 142ff. SIGERIST (1930) S. 258. Vgl. hierzu insbesondere KRÜGEL (1984).

50 Driesch (1867-1941). PHILOSOPHISCHES WÖRTERBUCH (1982) S. 136. Dieser Wandel spiegelt sich für Diepgen in der Entwicklung der Pathologie. Die Zellularpathologie Virchows wird zunehmend durch die Neural- bzw. Relationspathologie in Frage gestellt. Vertreter dieser pathologischen Lehre, so z.B. Gustav Ricker und A.D. Speranskij, betrachten statt der Zelle das Nervensystem als zentral für den menschlichen Organismus. Diese Lehre provoziert eine Abkehr von lokalistischer Krankheitstheorie hin zu ganzheitlicher Betrachtung. Dadurch zeigt sie bereits eine Verwandtschaft zu den später entstehenden, funktionell geprägten Konstitutionslehren. Vgl. DIEPGEN (1959) S. 147. DIEPGEN (1965) S. 292f.

51 Vgl. DIEPGEN (1959) S. 147. DIEPGEN (1965) S. 292f. KRÜGEL (1984) S. 9-27.

Die Konstitutionslehren

Die einzelnen Ausprägungen der modernen Konstitutionslehre lassen sich nach verschiedenen Kategorien gliedern. Neben der zeitlichen Einordnung bietet sich vor allem die Charakterisierung nach den Kriterien an, die an die Konstitution angelegt werden. Einige Konstitutionslehren betonen mehr als andere spezifische Krankheitsdispositionen bzw. Krankheitstendenzen. Ferner existieren Konstitutionstypologien, die sich vorwiegend am Körperbau orientieren. Zusätzlich zu Konstitutionslehren, die die psychophysische Einheit betrachten, entwickelten sich speziell in der Psychologie zu Beginn des 20. Jahrhunderts rein psychologische Typologien. Oft ist eine klare Einordnung zu dem ein oder anderen System nicht möglich. Die Grenzen verschwimmen, und die hier gegebene Skizze vermag nur einen vagen Überblick zu geben.[52]

Durch die Disposition charakterisierte Typen

An dieser Stelle seien einige bereits genannte Typen noch einmal aufgegriffen, um sie zu anderen in Beziehung setzen zu können. Die Pathologen Rokitansky und Beneke beschreiben spezielle Krankheitsneigungen. Rokitansky unterscheidet 1877 einen Habitus asthenicus und Habitus apoplecticus.[53] Beneke legt seiner Untersuchung Messungen an Organen zugrunde und postuliert 1878 einen Habitus scrophulophthisicus und Habitus carcinomatosus.[54] Paltauf folgte mit dem Status thymico-lymphaticus. Er wurde von J. Bartel zu dem Status hypoplasticus erweitert. Einige Autoren, wie z.B. E. Stoerk, setzen die genannten Konstitutionen einander gleich und führen für diese Disposition den zusammenfassenden Begriff des Lymphatismus ein.[55] Bauer sieht eine Verwandtschaft des Status hypoplasticus zum Arthritismus. Der Arthritismus französischer Prägung, beispielsweise bei Bouchard, entspricht wiederum weitgehend der Lithämie englischer Nomenklatur.[56] Im Kindesalter besteht nach Bauer eine weitgehende Übereinstimmung des Lymphatismus und mit der von A. Czerny beschriebenen exsudativen Diathese.[57] Die Begriffe scheinen sich noch mehr zu vermischen, wenn Bauer auf eine

---

52 Eine ausführliche Schilderung der einzelnen Konstitutionslehren übersteigt den Rahmen dieser Arbeit. Es sei diesbezüglich beispielsweise auf die recht umfassende Darstellung Bauers verwiesen. Vgl. BAUER (1917). Die Art der hier vorgenommenen Gliederung wird auch in späteren Kapiteln beibehalten.

53 HAUSWIRTH (1953) S. 12.

54 BAUER (1917) S. 26. HAUSWIRTH (1953) S. 12. REALLEXIKON DER MEDIZIN (1971) S. K 196.

55 BAUER (1917) S. 30ff.

56 BAUER (1917) S. 33. HAUSWIRTH (1953) S. 13. Als Erkrankungen dieses Formenkreises nennt Bauer beispielsweise Gicht, Diabetes, Gallen- und Nierensteine, Rheumatismus, Neuralgien, Asthma, Migräne, Hauterkrankungen und Adipositas. BAUER (1917) S. 33.

57 BAUER (1917) S. 34.

weitere Verwandtschaft hinweist. Seiner Beobachtung nach tritt der Arthritismus häufig kombiniert mit der sogenannten neuropathischen Konstitution auf. Sie zeigt charakteristischer Weise sowohl eine gesteigerte Erschöpfungsneigung als auch eine erhöhte Erregbarkeit.[58] In die Richtung von stärker am Körperbau orientierten Konstitutionstypen weisen die von Viola 1909 beschriebenen Formen des Habitus megalosplanchnicus bzw. apoplecticus, und der Habitus mikrosplanchnicus bzw. phthisicus, mit denen er an die bereits von Hippokrates differenzierten Typen anknüpft.[59] Stiller prägte 1907 den Begriff der asthenischen Konstitution.[60] Bauer identifiziert sie weitgehend mit dem Habitus phthisicus.[61] Hier schließt sich der von Mathes 1924 beschriebene asthenische Infantilismus an.[62]

Durch den Körperbau charakterisierte Typen

Die am Körperbau orientierten Typen beruhen sämtlich auf streng empirischer Forschung.[63] Am bekanntesten im deutschen Raum ist wohl die Konstitutionslehre Ernst Kretschmers, dessen 1921 erschienenes Lehrbuch "Körperbau und Charakter" in rascher Folge viele Neuauflagen erlebte. Er unterscheidet drei durch ihren Körperbau charakterisierte Typen, den leptosomen (asthenischen), den pyknischen und den athletischen Typ.[64] Ihnen wird jeweils eine spezielle psychische Charakteristik zugesprochen. So neigt der Leptosome[65] (schmaler Körperbau, wenig Dickenwachstum, langer schmaler Brustkorb) zum schizothymen Temperament, das die Polarität von empfindlich (hyperästhetisch) und kühl (anästhetisch) in sich trägt. Seine Psycho-Pathologie zeigt sich als Schizophrenie. Der Pykniker (gedrungener Körperbau, betontes Abdomen) weist typischer Weise ein zyklothymes Temperament auf, das zwischen den Polaritäten von Hypomanie (einer mehr heiteren und lebhaften Stimmungslage) und Depression

58 Ebd. S. 34.

59 BAUER (1917) S. 26. HAUSWIRTH (1953) S. 12. SCHICK (1964) S. 838. Vgl. Kapitel 2.3.1.

60 Vgl. die schon geschilderte Lehre Browns.

61 BAUER (1917) S. 34ff.

62 Ebd. S. 37.

63 Auf nähere Einzelheiten und Unterschiede im genauen Verfahren kann hier nicht eingegangen werden.

64 Neben diesen dreien benennt Kretschmer auch noch einen sog. dysplastischen Spezialtyp. Es handelt sich hier um eine heterogene Gruppe, in der Kretschmer sehr verschiedene Typen zusammenfaßt, die sämtlich auch in ihrer äußeren, morphologischen Charakteristik stark durch pathologische Prozesse bestimmt sind. Als Untergruppen dieses Typs differenziert er eine des "eunuchoiden Hochwuchses", eine der "diencephal-endokrinen Fettwuchsformen" und schließlich eine Gruppe der "Infantilen und Hypoplastischen". Jede dieser Gruppen umfaßt selbst wieder speziellere Krankheitsbilder. Diese Heterogenität hat auch zur Folge, daß dieser Gruppe keine einheitliche Charakteristik des Temperamentes zugeordnet wird. Sie bildet also eine Sonderform. Vgl. KRETSCHMER (1961) S. 77ff.

65 Kretschmer wählt für die Sonderform des extrem mageren und schmalen Körperbaus den Begriff der Asthenie.

(dem vorwiegend ruhigen, traurigen Temperament) schwankt. Als Extremvariante geht es in den Bereich der manisch-depressiven Erkrankung über. Das Temperament des Athletikers (breiter Körperbau, betonte Entwicklung von Skelett und Muskeln) wird schließlich als viskös[66] beschrieben. Auch der Athletiker steht dem Schizoiden nahe, tendiert aber innerhalb des schizophrenen Formenkreises mehr zur Katatonie.[67] Klaus Conrad erweitert die Lehre Kretschmers um die Berücksichtigung der menschlichen Entwicklung. Conrad unterscheidet zwei Wuchstendenzen, wobei das sog. primäre Körperwachstum eng an die Lehre Kretschmers angelehnt ist. Zwei polare Typen stehen sich gegenüber. Der pyknomorphe Typ weist ein Dickenwachstum auf, das auf Kosten der Länge geht, und den leptomorphen Typ kennzeichnet umgekehrt das Längenwachstum. Die Affinität zwischen Wuchsform und Temperament schildert Conrad gemäß der Lehre Kretschmers. Neu ist die Zuordnung zur menschlichen Entwicklung. So enspricht nach Conrad der pyknomorphe Typus einer konservativen und der leptomorphe einer propulsiven Tendenz. Die sekundäre Wuchstendenz betrifft das Ausmaß der Ausbildung von Muskeln und Gewebe. Auch hier bildet Conrad ein polares Typensystem, das zwischen einem hyper- und dem hypoplastischen Typ einen metroplastischen anordnet. Durch Koppelung der beiden Wuchstendenzen erhält Conrad also schließlich vier verschiedene Typenpole.[68] Verwandte Lehren entstanden auch in Frankreich und England. Claude Sigaud stellt 1908 ganz in der beschriebenen Tradition der französischen Konstitutionslehre eine ebenfalls morphologisch geprägte Typenlehre auf, die sich in ihren Termini auf dominierende Organsysteme beruft. Er kennt vier Typen: type respiratoire, type digestif, type musculaire und type cérébral.[69] Aus den USA kommt die 1940 veröffentlichte Lehre W.H. Sheldons, die einige Parallelen zu den Thesen Kretschmers zeigt. Auch er untersucht die Beziehung zwischen Körperbau und Temperament. Dabei differenziert er drei morphologische Typen, die er nach den drei Keimblättern als Endomorphie, Mesomorphie und Ektomorphie benennt. Wie in der französischen Konstitutionslehre charakterisiert er die einzelnen Typen durch besonders dominierende Organsysteme. Dies fließt in die von ihm gewählte Bezeichnung der Temperamente mit ein. Der Endomorphie entspricht so die Viscerotonie, der Mesomorphie die Somatotonie und der Ektomorphie die Zerebrotonie.[70]

---

66 Als viskös bezeichnet Kretschmer ein Temperament, das sich durch ruhige, wenig flexible Gemütsart mit großem Beharrungsvermögen und Zuverlässigkeit auszeichnet. Allerdings können daneben auch mehr explosive Züge erscheinen.

67 Vgl. KRETSCHMER (1961) S. 20, 249ff. PSYCHOLOGISCHES WÖRTERBUCH (1987) S. 706. SCHICK (1964) S. 839-847. STRUNZ (1960) S. 173-185.

68 Vgl. CONRAD (1963). SCHICK (1964) S. 847f. STRUNZ (1960) S. 185f.

69 Vgl. BAUER (1917) S. 26ff. HAUSWIRTH (1953) S. 12. STRUNZ (1960) S. 186.

70 HAUSWIRTH (1953) S. 13. SCHICK (1964) S. 848f. STRUNZ (1960) S. 186ff.

Funktionell charakterisierte Typen

Neben den mehr morphologisch orientierten Typenlehren stellen einige Autoren eher funktionelle Gesichtspunkte in den Vordergrund. Diese erinnern an die irritabilitätsdynamistischen Konzepte des 18. und 19. Jahrhunderts, speziell an den Brownianismus. In diese Richtung weist unter anderem die bereits zitierte Untersuchung von Kraus, der die Ermüdung als Maß für die Konstitution postuliert.[71] Etwas später zieht Tandler den Muskeltonus als Kriterium heran. Er unterscheidet hypertonische, normotonische und hypotonische Typen.[72] Auch die bereits beschriebene neuropathische Konstitution ist überwiegend funktionell charakterisiert. Bauer versteht sie als eine "reizbare Schwäche", die alle Teile des Nervensystems betreffen könne, und grenzt sie ganz bewußt von der Neurasthenie ab. Während die Neuropathie lediglich eine Konstitutionsanomalie darstelle, bezeichne die Neurasthenie bereits die eingetretene Krankheit.[73] Ganz anhand des vegetativen Nervensystems richten 1910 Eppinger und Hess ihre Typologie aus. Je nach Reaktionslage unterscheiden sie sympathikotone und vagotone Konstitutionen.[74] In ähnlicher Weise unterteilt L. Borchardt nach der Reaktionslage in Typen mit vermehrter bzw. verminderter Reizbeantwortung.[75] Auch Lampert und Curry entwerfen verwandte Typologien, die ebenfalls die Gestimmtheit des vegetativen Nervensystems sowie zusätzlich die Reaktionsweise auf klimatische Einflüsse zur Grundlagehaben. Der A-Typ nach Lampert entspricht dem K- (Kälte) Typ nach Curry. Beide sind eher parasympathikoton, benötigen morgens eine gewisse Zeit, bis sie arbeiten können, bevorzugen die Wärme, ermüden langsam, erholen sich aber auch langsam. Ihnen polar sind der B-Typ nach Lampert, sowie der W- (Wärme) Typ nach Curry. Alle Symptome bilden das genaue Gegenteil. Sympathikotone sind schon morgens frisch und arbeitsfreudig, ihnen bekommt Kälte besser. Auch ihre Leistungsfähigkeit ist polar: Sie ermüden und erholen sich schnell. Die Übergangstypen (Lampert) bzw. G- (Gemischt) Typen (Curry) stehen in der Mitte.[76] Schließlich stellt W. Jaensch 1926 einen T-Typ (Tetanie) einem B-Typ (Basedow) gegenüber. Sein Bruder E.R. Jaensch kennt drei Typen der Integration[77], die sich in ihrer Stellung zur Umwelt unterscheiden.[78]

---

71 Vgl. DIEPGEN (1965) S. 202. HAUSWIRTH (1953) S. 14. SIGERIST (1931) S. 258.
72 Vgl. BAUER (1917) S. 25. HAUSWIRTH (1953) S. 12.
73 BAUER (1917) S. 135f.
74 Vgl. BAUER (1917) S. 25. HAUSWIRTH (1953) S. 14.
75 Vgl. HAUSWIRTH (1953) S. 14.
76 Vgl. BEUCHELT (1983) S. 15ff., 39. HAUSWIRTH (1953) S. 12.
77 Mit dem Begriff Integration wird die "wechselseitige Durchdringung seelischer Funktionen" bezeichnet. STRUNZ (1960) S. 199.
78 Vgl. HAUSWIRTH (1953) S. 12f. STRUNZ (1960) S. 199ff.

Endokrinologisch charakterisierte Typen

Weitere Anregungen empfing die Konstitutionslehre aus den neuen Erkenntnissen der Endokrinologie. Wurden früher auffällige Krankheitstypen, die den ganzen Körper betreffen, als konstitutionell benannt, da die nähere Ursache unbekannt war, wird nun die Symptomatik zwar noch konstitutionell aufgefaßt aber genauer bezeichnet. Die Erkenntnisse der Endokrinologie unterstützen die Ablösung früherer lokalistischer Krankheitsauffassung.[79]

Psychologisch-charakterisierte Typen

Carl Gustav Jung entwirft 1921 eine rein psychologisch orientierte Total-Typologie, die zwei grundsätzliche Kriterien an den Menschen anlegt. Das eine bezieht sich auf die Stellung zur Welt, wobei Jung zwischen extravertierten und introvertierten Menschen unterscheidet. Das zweite Kriterium ergibt sich aus der Differenzierung von vier Funktionstypen: dem Denken, Intuieren, Empfinden und Fühlen.[80] G. Pfahler wählt 1932 seelische Grundfunktionen wie die Weltzuwendung, die Gefühlsansprechbarkeit oder das seelische Tempo als Unterteilungskriterien für seine ebenfalls psychologisch orientierte Typologie.[81] Für E.R. Jaensch ist zur Typologisierung die Integration, d.h. die "wechselseitige Durchdringung seelischer Funktionen"[82], relevant. Dabei geht insbesondere auch die Beziehung zur Umwelt mit ein.[83] Eduard Spranger, ein Schüler Diltheys, unterscheidet geistige Total-Typen, Lebensformen genannt, die er durch die ihnen eigenen „Sinnrichtungen" des geistig-seelischen Seins charakterisiert. Dabei geht er zwar zunächst von der Beobachtung aus, abstrahiert dann aber sechs Idealtypen, bei denen jeweils eine der sechs "Sinnrichtungen" voll zur Ausprägung kommt. So entwirft er das Bild des theoretischen, ökonomischen, ästhetischen, religiösen, politischen und sozialen Menschen.[84]

---

79 Vgl. KRÜGEL (1984) S. 25f. SIGERIST (1931) S. 260. Die als funktionell benannten Typen nach W. Jaensch gehören gleichzeitig auch der Rubrik der endokrin charakterisierten Typen an, worauf bereits ihre Namensgebung als Typen der Tetanie bzw. des Basedow hinweist.

80 Jung (1875-1961). Die Charakterisierung durch die Einstellungstypen der Extra- und Introversion fand auch in späteren Typologien wie von H. Rorschach, A. Wellek und H.J. Eysenck Eingang. Vgl. STRUNZ (1960) S. 195f. PHILOSOPHISCHES WÖRTERBUCH (1982) S. 341f. PSYCHOLOGISCHES WÖRTERBUCH (1987) S. 705.

81 Vgl. PSYCHOLOGISCHES WÖRTERBUCH (1987) S. 705. STRUNZ (1960) S. 196ff.

82 STRUNZ (1960) S. 199.

83 Vgl. PSYCHOLOGISCHES WÖRTERBUCH (1987) S. 705. STRUNZ (1960) S. 199ff.

84 Vgl. STRUNZ (1960) S. 204ff. Neben den genannten Typologien werden z.B. durch W. Dilthey und Karl Jaspers weiter Typen der Weltanschauung unterschieden, auf die hier jedoch nicht näher eingegangen werden soll. Vgl. PSYCHOLOGISCHES WÖRTERBUCH (1987) S. 707. Vgl. auch STRUNZ (1960) S. 202ff.

Zusammenfassende Tabelle verschiedener Konstitutions-Typenlehren[85]

Autor	Schmaler Typ	Mittlerer Typ	Breiter Typ
Hippokrates	Habitus phthisicus	-	Habitus apoplecticus
Hallé (1797)	Kephaler Typ	Muskulärer Typ	Abdominaler Typ
Rostan (1826)	Type cérébral (respiratoire)	Type musculaire	Type digestif
Sigaud (1908)	Type resp. (cérébral)	Type musculaire	Type digestif
Carus (1856)	Zerebrale, sensible, asthenische, Konstitution	Athletische Konstitution (bei C. noch nicht vom schmalen Typ getrennt)	Plethorische Konstitution mit bevorzugter Entwicklung der Ernährungs-organe
Beneke (1878)	Habitus scrophulo-phthisicus	-	Habitus carcinomatosus
Rokitansky (1877)	Habitus asthenicus	-	Habitus apoplecticus
Stiller (1907)	Habitus asthenicus	-	-
Viola (1909)	Habitus mikro-splanchnicus bzw. phthi.	-	Habitus megalo-splanchnicus bzw. apoplect.
Tandler (1913)	Hypotonische Konstitution	Normaltonische Konstitution	Hypertonische Konstitution
Kretschmer (1921)	Leptosomer	Athletiker	Pykniker
Sheldon (1940)	Ektomorphie	Mesomorphie	Endomorphie

[85] modifiziert und erweitert nach REALLEXIKON DER MEDIZIN (1971) S. K 196.

3 Ansätze konstitutionellen Denkens in der Homöopathie

3.1 Die Bedeutung konstitutioneller Betrachtung in der Lehre Samuel Hahnemanns

Bei der Beschäftigung mit der homöopathischen Konstitutionslehre stößt man schnell auf die unterschiedlichsten Bezüge zu den Theorien Hahnemanns. Um sie einordnen zu können, sollen zunächst die Grundzüge seiner Lehre umrissen werden.[1]

3.1.1 Grundlagen der Lehre Hahnemanns

Das Simile-Prinzip

Das Simile-Prinzip ist eines der zentralen Axiome homöopathischer Behandlung. Es lautet "similia similibus curentur"[2] (Ähnliches soll mit Ähnlichem geheilt werden). Die Arzneien werden hierbei zunächst am Gesunden geprüft. Die ermittelten Prüfungssymptome wiederum werden beim Kranken zur Indikation für eben jenes Mittel.[3] Folgt man vornehmlich diesem Gesetz, bewegt man sich auf empirischer, phänomenologischer Ebene. Ein Verständnis des Krankheitszusammenhanges und auch der Wirkung des gegebenen Arzneimittels innerhalb des menschlichen Organismus erscheint dabei nicht notwendig. Dem Simile-Gesetz steht das Prinzip des "Contrariums" gegenüber. Letzterem liegt die Vorstellung zugrunde, die Krankheit über eine ihr entgegengesetzte Therapie auszugleichen. Will man nach dem Contrarium-Prinzip behandeln, bedingt dies eher eine Erkenntnis der Krankheitsursache und damit kausales Denken.

Die Miasmenlehre

Eine wesentliche Ergänzung bzw. Erweiterung des Simile-Prinzips liegt in der Miasmenlehre.[4] Nachdem Hahnemann mehrere Jahre nach den genannten Richtlinien behandelte, wurde ihm zunehmend deutlich, daß die Therapie chronischer Leiden entgegen

---

1 Dabei sollen drei zentrale Werke Hahnemanns zugrundegelegt werden: Die 6. Auflage des "Organon der Heilkunst" (1991), die "Reine Arzneimittellehre" (1979) sowie "Die Chronischen Krankheiten" (1956).

2 HAHNEMANN (1991) S. 50. Im Original kursiv.

3 Verwandt werden potenzierte Arzneien.

4 Der Begriff des Miasmas bezeichnet nach M. Höfler, die "durch Infektionsstoffe verunreinigte Luft" und steht dem heutigen Infektionsbegriff sehr nahe. HÖFLER (1970) S. 412.

der von akuten oft nur zu vorübergehendem Erfolg führte. Von der grundsätzlichen Gültigkeit des Simile-Gesetzes überzeugt, konnte er sich dieses Phänomen nur so erklären, daß das gewählte "Simile" nur das vordergründige Beschwerdebild, nicht aber die tiefer liegende, eigentliche Krankheit abdeckte. Da diese ihm weitgehend unabhängig von Konstitution oder Lebensweise zu sein schien, suchte er sie in infektiöser - miasmatischer - Genese.[5] So stellte er schließlich die These auf, daß fast alle chronische Krankheiten auf drei Miasmen zurückzuführen sind, die sowohl über direkte Ansteckung als auch Vererbung erworben werden können: die Psora, die Sykosis und die Syphilis.[6]

Die Psora

Der weit überwiegende Teil der chronischen Krankheiten beruht nach Hahnemann auf der Psora.[7] Diese weite Verbreitung führt Hahnemann auf die große Infektiosität der Psora[8] zurück.[9] Stark juckende Hauterscheinungen kündigen nach Hahnemann den Beginn der Erkrankung an. Durch ärztliche Intervention oder auch spontan könne sich die Hautsymptomatik zwar zurückbilden, erreicht werde dadurch aber nur das Stadium der latenten Psora. Charakteristisch hierfür sind nach Hahnemann bagatellhafte Beschwerden[10], die ohne die erforderliche Therapie zwangsläufig in das breite Spektrum der se-

---

5 HAHNEMANN (1956) S. 6f.

6 HAHNEMANN (1991) S. 132-135 §§ 78-80, S. 260f. § 284 Anm. 1. Eine Ausnahme nach Hahnemann bilden die ebenfalls chronischen Leiden, die durch schwächende Therapien selbst hervorgerufen werden. Als solche sieht Hahnemann zu hohe Arzneigaben, übermäßige Aderlässe und Purgieren etc. an. Ebd. S. 128-132 §§ 74-77.

7 Ausgangspunkt dieser These war Hahnemanns Erfahrung, daß viele chronisch Kranke über eine zu Beginn vielfältiger Leiden aufgetretene Krätzinfektion berichteten. Später ging er so weit sie bei allen Patienten mit ähnlichem Beschwerdebild zu vermuten, auch wenn sich die Patienten an keine Krätzinfektion erinnern konnten. Dabei waren ihm seine therapeutischen Erfolge eine entscheidende Bestätigung dieser These. Dieses Vorgehen, wie es Hahnemann in den "Chronischen Krankheiten" selbst beschreibt, bestätigt sich auch durch die Veröffentlichung seiner Krankenjournale, die einen interessanten Einblick in dessen therapeutische Praxis ermöglichen. So ediert und kommentiert Reinhard Hickmann die Krankengeschichte der Antonie Volkmann, an der Hahnemann ebenfalls ein psorisches Leiden diagnostiziert, obwohl die Patientin selbst bei gezielter Nachfrage eine frühere Erkrankung an Krätze verneint. Gerade weil die Symptome aber denen entsprechen, die Hahnemann der Psora zuschreibt, läßt er sich dadurch nicht verunsichern und leitet die der Psora entsprechende Therapie ein. Vgl. HAHNEMANN (1956) S. 8-12. HICKMANN (1993) S. 363f.

8 Hahnemann setzt den Begriff der Psora mit der Krätzkrankheit gleich. Die Bedeutung der schon damals bekannten Krätzmilbe war zu Hahnemanns Zeit umstritten. Rudolf Tischner kommt zu dem Schluß, daß Hahnemann die Milbe zunächst, er gibt den Zeitraum von 1781-1798 an, tatsächlich als Ursache der Erkrankung ansah. Später lasse Hahnemann diese Frage offen. Tischner vermutet daher, daß Hahnemann die Milben eher, wie auch C.W. Hufeland, als Folge der Krankheit angesehen habe. TISCHNER (1950) S. 97f.

9 HAHNEMANN (1956) S. 48-51.

10 Hahnemann führt eine Reihe der möglichen Symptome auf. So nennt er z.B. Schwellung der Halslymphdrüsen, Erkältungsneigung, leichtes Einschlafen der Glieder, öftere Augenentzündungen und Neigung zu Stockschnupfen, häufiges Nasenbluten bei Kindern oder auch unruhige Träume etc. Wie viele und welche dieser Beschwerden auftreten, sei von der Konstitution des einzelnen, sei-

kundären Psora[11] übergehen. Seine Begründung für die Symptomenvielfalt ist insbesondere für die Frage nach der Abgrenzung der Bedeutung der Konstitution interessant und soll deswegen im Wortlaut wiedergegeben werden:

> "Die Psora, diese uralte, miasmatische Krankheit, konnte, indem sie seit vielen Jahrtausenden durch mehre Millionen menschlicher Organismen sich fortpflanzte, deren jeder seine eigne, verschiedne Konstitution hatte und in sehr abweichenden Verhältnissen lebte, wohl sich so sehr zu modificiren und jene unglaubliche Verschiedenheit von Uebeln zu erzeugen fähig werden, die wir an den unzähligen chronischen Kranken wahrnehmen, denen das äußere (für das innere Leiden vikarirende) Symptom - der größere oder kleinere Krätz - Ausschlag - durch böse Kunst von der Haut vertrieben worden, oder durch irgend ein andres heftiges Ereignis von selbst von der Haut verschwunden war."[12]

Zur Therapie der Psora warnt Hahnemann vor jeglicher Unterdrückung der Hauterscheinungen sowie anderer schwächender Maßnahmen wie Purgieren, häufige Aderlässe und zu hoch dosierte Arzneigaben.[13] Allein die Homöopathie vermag seiner Einschätzung nach, die Psora erfolgreich zu therapieren. Indiziert seien die Heilmittel, deren Prüfungssymptome die Symptome der Psora abdecken.[14] Hahnemann bezeichnet sie als antipsorische Arzneien und nennt als Hauptmittel Sulfur.[15] Richtlinie zur konkreten Arzneimittelwahl bildet wiederum das Simile-Gesetz.

Die restlichen chronischen Krankheiten führt Hahnemann auf Sykosis und Syphilis bzw. Kombinationen der einzelnen Miasmen zurück. Ihre Darstellung nimmt allerdings in den "Chronischen Krankheiten" auffallend weniger Raum ein.[16]

---

nem Temperament, der Lebensweise, der Erziehung und anderen Einflüssen abhängig. Ebd. S. 51 und 58. Eine ausführliche Liste möglicher Symptome der latenten Psora gibt Hahnemann auf S. 58-61.

11 Dies reicht nach Hahnemann von Skrofulose, Rachitis, Asthma, Schwindsucht über Epilepsie, Rheumatismus, Diarrhö und Obstipation bis hin zu Melancholie und Nervenschwäche, um nur einen kleinen Ausschnitt wiederzugeben. Dabei wehrt sich Hahnemann gegen den eigenständigen Charakter der Krankheiten, wie ihn die Allopathie postuliert. Vielmehr seien sie alle Bestandteil der Psora, deren umfangreiche Symptomatik er über etliche Seiten hin aufzählt. Ebd. S. 67-98f.

12 Ebd. S. 177.

13 Ebd. S. 53-55, 125-129, 141-144, 174-176.

14 Ebd. S. 146. Es handele sich meist um "Erden, Alkalien, Säuren, so wie die aus ihnen zusammengesetzten Neutralsalze nächst mehren Metallen". Ebd. S. 179.

15 Ebd. S. 129-131.

16 Ebd. S. 17.

Die Sykosis

Die geringere Verbreitung von Sykosis und Syphilis führt Hahnemann auf den ausschließlich sexuellen Übertragungsweg und die weniger stark ausgeprägte Infektiosität zurück.[17] Wie sämtliche Miasmen schreitet auch die Sykosis nach Hahnemann von außen nach innen fort. So weisen Wucherungen am Infektionsort auf den Erkrankungsbeginn hin. Hahnemann warnt sowohl vor dem allgemein üblichen Vorgehen, diese örtlichen Krankheitserscheinungen zu entfernen als auch vor häufig angewandter zu hoch dosierter Quecksilbertherapie. Eine solche Therapie provoziere ein Fortschreiten der Erkrankung.[18] Hahnemann schreibt hierzu:

> "Außer der Untergrabung der allgemeinen Gesundheit durch das hier nur schädliche, meist in den größten Gaben und den schärfsten Präparaten gereichte Quecksilber, brechen dann theils ähnliche Auswüchse an andern Stellen des Körpers, entweder weißliche, schwammige, empfindliche, platte Erhöhungen in der Mundhöhle, auf der Zunge, dem Gaumen, den Lippen, oder als große, erhabene braune, trockne Knollen in den Achselgruben, am äußern Halse, auf dem Haarkopfe u.s.w. hervor, oder es entstehen andre Leiden des Körpers, von denen ich die Verkürzung der Flechsen der Beugemuskeln, namentlich der Finger nennen will."[19]

Wenn Hahnemann äußere Behandlung auch generell ablehnt, macht er doch bei der Sykosis eine Ausnahme: Bei besonders komplizierten Fällen sei das äußerliche Betupfen mit einer zu gleichen Teilen aus Thuja und Weingeist gemischten Lösung hilfreich. Auch für die innerliche Einnahme empfiehlt Hahnemann Thuja, jedoch potenziert und eventuell alternierend mit Acidum nitricum. Bei kombinierter miasmatischer Erkrankung sei zunächst die Psora und anschließend die Sykosis bzw. Sykosis und Syphilis zu behandeln.[20]

Die Syphilis

Auch die beginnende Syphilis erkennt Hahnemann an äußerlichen Symptomen, in diesem Fall an dem "Schanker" und der bei mangelnder oder falscher Therapie danach auf-

---

17 Die Sykosis wird von Hahnemann auch als "Feigwarzen-Krankheit" und als eine "Art Tripper" bezeichnet. Damit rückt sie nach heutiger Terminologie in die Nähe der Gonorrhö und wird von Tischner sogar mit dieser identifiziert. HAHNEMANN (1956) S. 104f. TISCHNER (1950) S. 97.

18 HAHNEMANN (1956) S. 104f. Hahnemann beklagt die fehlende Differenzierung zwischen der Syphilis und der Sykosis und vor allem die dadurch in allen Fällen durchgeführte hochdosierte Quecksilberbehandlung. Tischner hebt diese frühe Erkenntnis, die auch der heutigen Lehre entspricht, ausdrücklich hervor. TISCHNER (1950) S. 97.

19 HAHNEMANN (1956) S. 105.

20 Ebd. S. 54, 104-107.

tretenden "Schooßbeule". In diesem Stadium sei die Syphilis mit potenziertem Quecksilber zu therapieren. Dagegen führe eine operative Entfernung der äußeren Symptome[21] und hochdosierte Quecksilbergaben[22] zu einem inneren Fortschreiten der Erkrankung. Schwieriger sei die Therapie der Syphilis bei der gar nicht seltenen Kombination mit dem psorischen Miasma. In diesem Fall gilt die bereits genannte Reihenfolge der Behandlung.[23]

Anklänge von Hahnemanns Konstitutionsverständnis in der Miasmenlehre

Um das Verhältnis von der Miasmenlehre zu Hahnemanns Konstitutionsbegriff näher zu kennzeichnen sollen einige Aspekte hervorgehoben werden. Hahnemann schildert die Miasmen als chronische Infektionen. Dabei grenzt er den Begriff der Konstitution deutlich von dem des Miasmas ab. So konstatiert er beispielsweise, daß selbst bei einer kräftigen Konstitution und der gesündesten Lebensweise die chronischen Miasmen seiner Erfahrung nach nicht aus sich heraus überwunden werden können.[24] Außerdem läge vor allem für die Psora die Disposition bei fast allen Menschen vor.[25] Die Konstitution selbst beeinflusse und dies auch nur neben anderen Faktoren[26] höchstens den Krankheitsverlauf und Ausprägungsgrad sowohl der latenten als auch der sekundären Psora.[27]

---

21 Um seine These zu stützen, zitiert Hahnemann einige Autoren, die gleich ihm von einem Zusammenhang der örtlichen Entfernung des Schankers und dem Ausbruch der "Lustseuche" berichten. Ebd. S. 108-110.

22 Hahnemann nennt die Therapie mit "Quecksilber-Friktionen, großen Gaben Calomel, Aetz-Sublimat und ähnlichen scharfen Merkurialmitteln" sowie die Anwendung von "vielen, schwächenden, warmen Bädern und Purganzen". Ebd. S. 115.

23 Ebd. S. 108-118.

24 Ebd. S. 7, 8, 11, 48.

25 Ebd. S. 48-51.

26 Als solche nennt er Temperament, Charakter, Lebensweise, Diät, Klima, oder auch die sozialen Verhältnisse und die Erziehung. So heißt es beispielsweise:
"Eine zornige, grämliche Gemüthsart befördert den Ausbruch der Psora ungemein, so wie vorausgegangene Erschöpfungen durch häufige Schwangerschaften, übertriebenes Kindersäugen, übermäßige Strapazen, angreifende ärztliche Fehl-Kuren , Schwelgerei und lüderliche Lebensart." Ebd. S. 63. Im Original kursiv: "Psora". Im Original gesperrt: "angreifende ärztliche Fehl-Kuren". Vgl. auch ebd. S. 66.

27 Ebd. S. 58, 62, 67, 98, 130, 177f. HAHNEMANN (1991) S. 135 § 81 und S. 136.

3.1.2 Elemente konstitutionellen Denkens in der Lehre Hahnemanns

Nachdem die wichtigsten Grundlagen der Lehre Hahnemanns umrissen wurden, kann nun die Stellung konstitutionellen Denkens in seiner Lehre genauer betrachtet werden. Dies soll nach drei Gesichtspunkten geschehen.

Der Konstitutionsbegriff und ihm verwandte Begriffe bei Hahnemann

Bei der Beschäftigung mit Hahnemanns Werk fällt auf, daß der Konstitutionsbegriff keine zentrale Stellung einnimmt. Wenn Hahnemann ihn verwendet, spricht er meist von der "Körperkonstitution". Schon aus der Begriffswahl wird deutlich, daß hier die körperliche Verfassung bzw. Anlage, gemeint ist. Dies zeigt sich z.B. im § 81 der 6. Auflage des Organons, in welchem Hahnemann über die Quelle der ausgesprochen breiten Symptomatik der chronischen Miasmen berichtet. Er findet diese unter anderem in der "Mannigfaltigkeit der Menschen in ihren angeborenen Körper-Constitutionen"[28]. Auch in den "Chronischen Krankheiten" weist er in ähnlicher Art und Weise auf die Körperkonstitution hin. Neben Lebensweise, Temperament, Erziehung u.a. sei der Konstitution für die individuelle Ausprägung der Miasmen und auch für die Dynamik des Krankheitsverlaufs verantwortlich.[29] Trotz der "Kraft einer robusten Constitution" sei jedoch keine spontane Heilung möglich.[30] Die therapeutische Relevanz seines Konstitutionsbegriffs wird an anderer Stelle in der "Reinen Arzneimittellehre" deutlich. Zwei dort wiedergegebene Falldarstellungen zeigen, daß sich Hahnemann in der Potenzwahl von der Patientenkonstitution leiten ließ. Bei robuster Statur schien ihm eine niedrige, bei schwächlicher eine hohe Potenz angezeigt.[31] Der Konstitutionsbegriff bei Hahnemann ist also ganz auf die körperliche Ebene beschränkt, wobei er ihn insbesondere als Maß für die körperliche Kräftigkeit verwendet. Damit entspricht sein Konstitutionsverständnis der im 19. Jahrhundert verbreiteten Definition dieses Begriffes.[32] Eine weitere damals übliche Nuancierung, die insbesondere die konstitutionsbedingten

---

28 HAHNEMANN (1991) S. 135 § 81. Auf die genannte Textstelle wird oft verwiesen, so z.B. von Otto Eichelberger, der daran aufzeigen will, daß die Konstitution für Hahnemann lediglich einen Modifikationsfaktor der Symptomatik der Psora darstelle und keine weitergehende Beachtung fände. EICHELBERGER (1983) S. 161f. Vgl. auch MÖSSINGER (1970) S. 146.

29 HAHNEMANN (1956) S. 58, 62, 67, 98, 130, 177f.

30 Ebd. S. 7, 8, 11 und S. 48.

31 HAHNEMANN (1979) Bd. 2 S. 33f. Auf diese Textstelle weist auch Mössinger hin. MÖSSINGER (1970) S. 147.

32 Vgl. Kapitel 2.2.2.

Krankheitsanlagen betont, kommt bei Hahnemann weniger zum Ausdruck. Der von ihm verwandte Konstitutionsbegriff ist somit am ehesten als somatischer Totaltypus aufzufassen.

Dieser ganz auf die körperliche Ebene beschränkte Konstitutionsbegriff wirft die Frage nach dem Stellenwert seelisch-geistiger Charakteristik für Hahnemann auf. Tatsächlich spricht er den "Geistes- und Gemütssymptomen" große Bedeutung für die Arzneimittelwahl und auch die Wahrnehmung der Arzneimittelwirkung zu.[33] Dabei bezieht sich Hahnemann vor allem auf die momentane krankheitsbedingte Veränderung des seelischen Befindens. Für die tiefergehende seelische Charakteristik verwendet er eher den Begriff des Temperamentes. Insgesamt propagiert Hahnemann aber keine isolierte Betrachtung der geistig-seelischen Symptome, sondern sieht sie stets im Zusammenhang mit der körperlichen Ebene.[34]

Eine ähnliche Begriffsbestimmung klingt bei einigen anderen Homöopathen des 19. Jahrhunderts an. Jedoch erlangt die konstitutionelle Betrachtung auch innerhalb ihrer Lehren keine zentrale Bedeutung, so daß lediglich an dieser Stelle kurz auf sie hingewiesen werden soll. Neben "Konstitution" werden die Begrifflichkeiten "Körperkonstitution" und "Körperbeschaffenheit" verwandt. Wie schon bei Hahnemann deutet auch hier bereits die Begriffswahl darauf hin, daß jeweils allein die körperliche Ebene gemeint ist. In näheren Ausführungen wird dann deutlich, daß auch die Verwendung der Begriffe der im 19. Jahrhundert üblichen Auffassung entspricht. Es wird sowohl die Kräftigkeit der Konstitution als auch die in ihr liegende Krankheitsanlage angesprochen. Nur teilweise klingt eine umfassendere Charakterisierung an. Neben der physischen Beschaffenheit wird jedoch ganz wie bei Hahnemann vor allem auf die Bedeutung der seelisch-geistigen Symptome hingewiesen. So zieht Hartlaub zur Arzneimittelwahl insbesondere charakteristische Stimmungsveränderungen und darüber hinaus u.a. die "Körperkonstitution" sowie Alter, Geschlecht und die Beschäftigung des Patienten heran.[35] Griesselich erwähnt in etwas anderem Zusammenhang die "Körperbeschaffenheit". Bei einer Krätzerkrankung bestimmt sie seiner Meinung nach maßgeblich den weiteren

---

33 HAHNEMANN (1956) S. 150. HAHNEMANN (1991) S. 206f. §§ 211-213, S. 232f. § 253.

34 Ein weiterer Begriff, der auf die Nähe zu konstitutioneller Betrachtung hindeutet, ist der der Lebenskraft. Synonym spricht Hahnemann auch von der Dynamis. Er führt die Lebenskraft als einheitliches, nicht materielles Prinzip des Organismus ein, in dem sowohl der Ursprung von Gesundheit als auch von Krankheit liege. (Vgl. HAHNEMANN (1991) S. 68ff. § 9ff.) In Kapitel 2.3. wurde bereits dargestellt, wie solch einem als biodynamistisch zu bezeichnendem Ansatz eine ganzheitliche Sicht des Menschen zu eigen ist. Konstitutionelles Denken erscheint hier also mitangelegt, ein speziell konstitutioneller Ansatz wird jedoch nicht explizit formuliert.

35 HARTLAUB (1834) S. 40ff.

Krankheitsverlauf, da nun ihre bislang latenten Anlagen zum Vorschein kommen. Griesselichs Verständnis der "Körperbeschaffenheit" tendiert also stärker in Richtung der Krankheitsdisposition.[36] Weiter weist Bönninghausen auf charakteristische Zeichen einer schwächlichen Konstitution hin. Als solches erscheint ihm eine länger dauernde Neigung zu "flüssigen Ausleerungen"[37] der Nase, des Stuhlganges und des Schweisses. In einem anderen Zusammenhang betont er die Notwendigkeit, die Individualität des Kranken maßgeblich in die Arzneimittelwahl miteinzubeziehen. Zeichen dieser Individualität sind ihm dabei insbesondere Geistes- und Gemütssymptome, Temperament, Geschlecht, Alter und die Körperbeschaffenheit.[38] Auch Bönninghausen beschränkt die Konstitution also auf die körperliche Ebene und faßt sie insbesondere als ein Zeichen physicher Stärke oder Schwäche auf. Lutze verwendet wiederum den Begriff der "Körperbeschaffenheit". Beispielhaft nennt er in diesem Zusammenhang die Skrofulose, "Aufgedunsenheit", "Fettsucht", "Abmagerung", "Kopfhitze" und Schwangerschaft, so daß sein Verständnis der Körperbeschaffenheit eher in dem Bereich der Krankheitsanlage zu liegen scheint. Sowohl die Körperbeschaffenheit als auch Lebensalter, Geschlecht und Temperament sollen auch seiner Meinung nach in die Arzneimittelwahl miteinbezogen werden.[39] Schließlich nennt auch Schlegel die "Körperkonstitution" als eine wichtige Grundlage der Mittelwahl, insbesondere in dem Fall, daß wenig andere Symptome vorhanden sind. Als Beispiel dient ihm der Pigmentreichtum, also eine - im Gegensatz zu Kräfigkeit oder Krankheitsanlage - umfassendere Charakteristik.[40]

Ansätze zur Charakteristik von Arzneimitteltypen

In einigen Arzneimitteldarstellungen geht Hahnemann über die reine Auflistung der Prüfungssymptome hinaus. Er greift die therapeutische Erfahrung auf, daß manche Mittel bei Patienten mit bestimmten konstitutionellen Charakteristika besonders gut wirken und häufiger indiziert sind. Dadurch treten zu den Prüfungssymptomen weitere Kennzeichen, die schließlich ein körperlich-seelisch-geistiges Gesamtbild entstehen lassen. Entsprechend der Definition als körperlich-seelisch-geistige Verfassung kann darauf der Konstitutionsbegriff im Sinne eines psycho-physischen Totaltypus angewandt werden.[41]

---

36 GRIESSELICH (1848) S. 153ff.
37 BÖNNINGHAUSEN (1863) S. 352. Im Original gesperrt.
38 BÖNNINGHAUSEN (1984) S. 618ff.
39 LUTZE (1860) S. LIff.
40 SCHLEGEL (1883) S. 24f.
41 Vgl. Kapitel 2.2.

In der Homöopathie wird solch eine Konstitution analog zu ihrer Nähe zu einem bestimmten Arzneimittel nach diesem als Arzneimitteltyp benannt.[42]

Im folgenden sollen die wenigen Stellen in Hahnemanns Werk im Wortlaut wiedergegeben werden, welche Ansätze zu einer solchen Darstellung in sich tragen. Sie dienen einer späteren Ausweitung des typologischen Arzneimittelverständnisses innerhalb der Homöopathie als Legitimation und werden daher immer wieder zitiert.

Zu Pulsatilla schreibt Hahnemann:

> "Es wird daher der arzneiliche Gebrauch der Pulsatille um desto hülfreicher seyn, wenn in Uebeln, zu denen in Rücksicht der Körperzufälle dieses Kraut paßt, zugleich ein schüchternes, weinerliches, zu innerlicher Kränkung und stiller Aergerniß geneigtes, wenigstens mildes und nachgiebiges Gemüth im Kranken zugegen ist, zumal, wenn er in gesunden Tagen gutmüthig und mild (auch wohl leichtsinnig und gutherzig schalkhaft) war. Vorzüglich passen daher dazu langsame, phlegmatische Temperamente, dagegen am wenigsten Menschen von schneller Entschließung und rascher Beweglichkeit, wenn sie auch gutmüthig zu seyn scheinen."[43]

Nux vomica (Krähenauge) kennzeichnet er folgendermaßen:

> "Hierher gehört, daß diejenigen Personen sie öfter bedürfen, welche sehr sorgfältigen, eifrigen, feurigen, hitzigen Temperamentes sind, oder tückischen, boshaften, zornigen Gemüths."[44]

Auch in den Darstellungen von Acidum nitricum und Ignatia finden sich ähnlich charakteristische Schilderungen. Zu Acidum nitricum schreibt Hahnemann:

> "Man wird finden, dass diese Arznei mehr für Kranke von straffer Faser (Brünette), aber weniger für die von schlaffer Faser (Blondine) wohlthätig wirkt."[45]

Ignatia charakterisiert Hahnemann in Abgrenzung zu Nux vomica:

> "Nicht bei Personen oder Krankheiten, bei denen Zorn, Eifer, Heftigkeit herrscht, sondern wo eine schnelle Abwechslung von Lustigkeit und Weinerlichkeit, oder die andern Gemüthszustände statt finden, die vom Ignazsamen zu Ende verzeichnet sind, kann Ignazsamen passen, vorausge-

---

42 Synonym werden die Begriffe Konstitutionsmittel, Konstitutionstypenmittel, Reaktionstypenmittel, Typenmittel, Arzneimittelpersönlichkeiten etc. verwandt. Vgl. Kapitel 3.3.

43 HAHNEMANN (1979) Bd. 2 S. 274. Im Original gesperrt: "weinerliches".

44 HAHNEMANN (1979) Bd. 1 S. 193.

45 HAHNEMANN (1983) Bd. 4 S. 406.

setzt, daß auch die übrigen körperlichen Krankheits-Symptome denen ähnlich vorhanden sind, welche dieser Samen erzeugen kann."[46]

Noch eine weitere Textstelle greift die Beschreibung von Pulsatilla, Nux vomica und Ignatia auf und fügt einen weiteren Hinweis auf Aconit (Sturmhut) hinzu:

> "So wird bei einem stillen, gleichförmig gelassenen Gemüthe, der Napell-Sturmhut selten oder nie eine, weder schnelle noch dauerhafte Heilung bewirken, eben so wenig, als die Krähenaugen bei einem milden, phlegmatischen, die Pulsatille bei einem frohen, heitern und hartnäckigen, oder die Ignazbohne bei einem unwandelbaren, weder zu Schreck, noch zu Aerger geneigten Gemüthszustande."[47]

Die obigen Zitate zeigen, daß bei Hahnemann durchaus Ansätze zur konstitutionellen Charakterisierung von Arzneimitteln zu finden sind, wenn diese auch bezogen auf das Gesamtwerk nur recht vereinzelt auftauchen.

Das Verhältnis der Miasmenlehre zur konstitutionellen Betrachtung

Obwohl Hahnemann die Miasmen bekanntlich als chronische Infektionen beschreibt und sie deutlich von dem Konstitutionsbegriff abgrenzt, wurde die Miasmenlehre immer wieder in Verbindung zur konstitutionellen Betrachtung gestellt. Dies beruht darauf, daß die Miasmenlehre auch wenn sie nicht konstitutionell gemeint war, doch das konstitutionelle Denken innerhalb der Homöopathie in vielfacher Hinsicht entscheidend förderte.

Ein wesentlicher Aspekt berührt die Therapierichtlinien Hahnemanns. Nach dem Simile-Gesetz folgen Diagnose und Therapie streng empirischen Gesichtspunkten. Erst mit der Miasmenlehre fragt Hahnemann auch nach den Ursachen von Erkrankung und richtet die Therapie daran aus, indem er beispielsweise die Gruppe der antipsorischen Arzneien benennt. Auch wenn Hahnemann streng an dem Simile-Gesetz festhält, klingt hier auch das Prinzip des Contrarium an. Inwieweit Hahnemann sich in diesen Thesen selbst widerspricht, wird in der homöopathischen Literatur unterschiedlich bewertet.[48] Mit

---

46 HAHNEMANN (1979) Bd. 2 S. 141.

47 HAHNEMANN (1991) S. 207 § 213 Anm. 1. Im Original gesperrt: "nie".

48 Eine genaue Analyse des diesbezüglichen Streites in der homöopathischen Literatur übersteigt den Rahmen dieser Arbeit. Beispielhaft sei auf die Auseinandersetzung zwischen Rudolf Tischner und Hermann Eduard Sieckmann hingewiesen, die diesen scheinbaren Widerspruch in Hahnemanns Lehre auf die Frage zuspitzt, ob kausales oder phänomenologisches Denken für ihn bestimmend gewesen sei. So sieht Sieckmann Hahnemann ganz als Phänomenologen, dem die Ursache der Krankheiten unerkennbar und auch weniger wichtig erscheint. Einzig die Psoralehre falle aus die-

Sicherheit erleichterte die dadurch um den Stellenwert des Simile-Prinzipes entstehende Diskussion den Einzug neuer, erweiternder Ideen in das klassisch homöopathische Denken.

Ein weiterer weniger umstrittener Aspekt betrifft mehr die praktischen Folgen der neuen Lehre Hahnemanns. Um eine miasmatische Belastung diagnostizieren zu können, ist die genaue Erhebung der Anamnese und Familienanamnese über das momentane Beschwerdebild hinaus notwendig. Damit wird der Blick, auch wenn Hahnemann dies nicht intendiert, entscheidend auch auf konstitutionelle Gesichtspunkte gelenkt.

Als einflußreich erwies sich zudem die Idee der infektiösen Beeinflussung des Organismus. Allerdings wurde sie später deutlich als Konstitutionsänderung definiert. Dabei weichen die meisten Autoren von jenen drei bei Hahnemann angegebenen Infektionen ab und weiten das Spektrum auf weitere wie z.B. die Tuberkulose aus.

Am weitesten entfernt sich die Sichtweise von der Lehre Hahnemanns, nach der die infektiöse Ätiologie gänzlich verlassen wird. Nur die drei Symptomenkomplexe werden übernommen und als charakteristische Konstitutionstypen beschrieben. Will man der konstitutionellen Umdeutung folgen, so stellt sich die Frage nach der Beziehung zu den Konstitutionstypen, wie sie durch einzelne Arzneimittelbilder gekennzeichnet werden. Der Unterschied liegt in der unterschiedlich breiten Charakteristik der einzelnen Typen. Psora, Sykosis und Syphilis bilden hierbei allgemeinere Typen. Ihnen sind jeweils Einzelmittel zugeordnet, die für sich selbst wiederum als nun wesentlich individueller charakterisierte Konstitutionstypen aufgefaßt werden können.

3.1.3 Die Diskussion der konstitutionellen Ansätze Hahnemanns in der homöopathischen Literatur

Die Frage nach der Beziehung von Hahnemanns Lehre zu konstitutionellem Gedankengut wird in der homöopathischen Literatur sehr unterschiedlich beantwortet. Um diesen

---

sem Rahmen. Im Gegensatz zu Tischner gilt sie ihm allerdings als Ausnahme. Tischner empfindet gerade die Suche nach der Ursache der chronischen Krankheiten als charakteristisch. Hahnemanns tiefer Wille, die Therapie - entgegen der damaligen Praxis - auf eine rational begründete Methodik zu stellen, habe ihn zwar von solchen Spekulationen über Krankheitsursachen abgehalten, die er zunächst tatsächlich für nicht erkennbar hielt. Doch eigentlich habe in ihm immer der Wunsch nach kausaler Erkenntnis gelebt. Vgl. SIECKMANN (1941) S. 865-868 und S. 891-894. SIECKMANN (1942) S. 3-5. TISCHNER (1932)a S. 160-167. TISCHNER (1942) S. 941-943. TISCHNER (1947) S. 265-278. TISCHNER (1950) S. 66-70. Vgl. auch TISCHNER (1943) S. 79-84. TISCHNER (1956) S. 549-560.

verschiedenen Standpunkten nachzugehen, erscheint es hilfreich, sie nach den bereits gefundenen Ansätzen konstitutionellen Denkens bei Hahnemann zu gliedern.

Verschiedene Interpretationen des Konstitutionsverständnisses bei Hahnemann

Zunächst sollen die verschiedenen Sichtweisen des Stellenwertes der Konstitution bei Hahnemann skizziert werden.

Einige Autoren schreiben Hahnemann unmittelbar eine Konstitutionslehre zu, ohne jedoch diese Meinung differenzierter zu begründen. Auffallenderweise handelt es sich dabei meist um Autoren, die ihre Gedanken zur Blütezeit der modernen Konstitutionslehre entwickeln und deren Gedankengut in breitem Umfang aufnehmen. Dabei läßt sie wohl ihre Bemühung um eine Verbindung der Homöopathie zur Schulmedizin über die Unterschiede hinwegsehen.[49] Um den angeblich konstitutionellen Ansatz Hahnemanns zu verdeutlichen, greifen sie meist ein Element seiner Lehre heraus und deuten es in ihrem Sinne um. Einige Beispiele mögen genügen, um diese Tendenz zu dokumentieren.

So versteht Karl Saller den Begriff der Lebenskraft bei Hahnemann ganz im Zusammenhang mit der Konstitution. Dies kommt in folgendem Zitat sehr deutlich zum Ausdruck:

> "Die Konstitution ist das, was Hippokrates als Physis bezeichnet, Paracelsus als Archeus, Hahnemann als Dynamis."[50]

Auch wenn bereits darauf hingewiesen wurde, daß jene Medizinkonzepte, welche eine Lebenskraft als einheitlich bestimmendes Prinzip für den Organismus postulieren, einer ganzheitlichen und dadurch auch konstitutionellen Sichtweise des Menschen nahestehen, erscheint es doch nicht zulässig, diese Begriffe ohne weiteres gleichzusetzen.[51]

Alfons Stiegele bezieht sich in seinem 1928 erschienenen Artikel "Konstitution und Homöopathie" lediglich auf den § 81 der 6. Auflage des Organon, um die Bedeutung der Konstitution in der Lehre Hahnemanns darzustellen. Hier unterscheidet Hahnemann bekanntermaßen zwischen angeborenen und erworbenen Konstitutionen. Allerdings weist

---

49 Vgl. hierzu auch Kapitel 3.3.

50 SALLER (1947) S. 6. Im Original gesperrt: "Konstitution", "Hippokrates", "Paracelsus" und "Hahnemann". Hahnemann verwendet die Begriffe Dynamis und Lebenskraft synonym.

51 Vgl. Kapitel 2.3.

Stiegele nicht darauf hin, daß das zentrale Thema dieses Paragraphen eigentlich die Darstellung der Psora ist. Die Konstitutionen werden eben nur als Modifikationsfaktor genannt. So erscheint die Argumentation Stiegeles nicht besonders stichhaltig, wenn er schreibt:

> Schon Hahnemann hatte die Reizwirkung auf die Konstitution sehr eingehend studiert und dabei scharfe begriffliche Trennung zwischen 'angeborener Konstitution' und 'erworbenen Konstitutionalismen' erkannt. (Organon § 81)."[52]

Auch W. Gerlach erkennt bei Hahnemann eine besondere Berücksichtigung der Konstitution. Ihm reicht hierfür der Hinweis im § 153 der 6. Auflage des Organon aus, in dem Hahnemann dazu auffordert, bei der Arzneimittelwahl "die auffallendern, sonderlichen, ungewöhnlichen und eigenheitlichen (charakteristischen) Zeichen und Symptome"[53] heranzuziehen. Gerlach versteht diese Besonderheiten als konstitutionelle Symptome.[54] Wie umstritten Gerlachs Deutung des § 153 ist, zeigt die konträre Auffassung Otto Eichelbergers.

Eichelberger zieht gerade jenen Paragraphen als Beweis dafür heran, daß nicht nach dem Typ oder der Konstitution zu behandeln sei. Daß zwei Homöopathen zu genau entgegengesetzten Interpretationen derselben Angabe Hahnemanns kommen, liegt wohl an der sehr verschiedenen Haltung gegenüber typologischem Vorgehen. Für Gerlach führt dieses zur Wahrnehmung der individuellen Charakteristik, während Eichelberger gerade das leugnet. Der typologische Ansatz bedingt seiner Ansicht nach eine verallgemeinernde Betrachtungsweise, die gerade die Individualität des einzelnen nicht mit einschlösse. Letzterem Anspruch könne man nur über eine strenge Befolgung des Simile-Gesetzes gerecht werden, wofür ihm der besagte Paragraph eine entscheidende Hilfestellung bietet. Auch an anderer Stelle der Lehre Hahnemanns macht Eichelberger fest, daß dieser der Konstitution keine zentrale Bedeutung beigemessen habe. So betont auch Eichelberger, daß Hahnemann die Körperkonstitution nur als einen Modifikationsfaktor der individuellen Ausprägung der chronischen Krankheiten betrachte.[55] Die Argumentation Ei-

---

52 STIEGELE (1928) S. 13. Vgl. auch STIEGELE (1941) S. 66.

53 HAHNEMANN (1991) S. 178. Im Original gesperrt: "auffallendern, sonderlichen, ungewöhnlichen" und "eigenheitlichen".

54 Ähnlich vereinfachend schreibt er Hahnemann für dessen Miasmenlehre die Suche nach konstitutionsumstimmenden Mitteln zu, ohne darauf hinzuweisen, daß Hahnemann selbst seinen therapeutischen Ansatz so nicht einführt. GERLACH (1928) S. 34f.

55 Otto Eichelberger weist auf einige - bereits zitierte - Textstellen hin, in denen der Körperkonstitution neben anderen Einflüssen - wie der Lebensweise, psychischen und physischen Traumen, Einflüssen der Erziehung etc. - eine Rolle zur spezifisch individuellen Ausprägung der Psora beigemessen wird. Eichelberger nennt § 81 des Organon sowie vor allem die Seiten 62, 66 und 98 des 1.

chelbergers zeigt deutlich, daß er sich sehr genau auf die Angaben Hahnemanns bezieht. Dabei ist es ihm insbesondere ein großes Anliegen, die Lehre Hahnemanns nicht über leichtfertige Umdeutung zu verwässern. In dieser Auffassung Eichelbergers zeigt sich exemplarisch der Ansatz der sogenannten klassischen Homöopathie, die insgesamt der homöopathischen Konstitutionslehre eher distanziert gegenübersteht.[56]

Anders als einige der bereits zitierten Autoren trennen Paul Mössinger und Wilhelm Schwarzhaupt ihr eigenes Anliegen von der Bewertung der Lehre Hahnemanns. Obwohl ihnen selbst konstitutionelles Vorgehen ein Anliegen ist, erkennen sie, daß dieser Ansatz nicht dem Gedankengut Hahnemanns entstammt.[57]

Verschiedene Bewertungen der Darstellung von Arzneimitteltypen bei Hahnemann

Ansätze zu einem typologischen Arzneimittelverständnis werden bei Hahnemann an unterschiedlichen Punkten festgemacht. In erster Linie sind hier die bereits zitierten Arzneimitteldarstellungen zu nennen. Sie wurden im Laufe der Homöopathiegeschichte immer wieder herangezogen, um den typologischen Ansatz zu legitimieren. So weist L. Griesselich schon 1848 auf die Darstellungen von Pulsatilla und Nux vomica hin und bezeichnet diese als "treffliche Fingerzeige zur Mittelwahl"[58]. Für Paul Mössinger und Willibald Gawlik sind sie die Zentralstellen zur Begründung konstitutionellen Denkens in der Homöopathie.[59] Auch A. Hänni erkennt in ihnen und in der Darstellung von Ignatia Ansätze einer typologischen Sicht der homöopathischen Arzneimittel.[60] Gerhard Köhler greift beispielhaft Hahnemanns Beschreibung von Acidum nitricum auf, um an dieser aufzuzeigen, daß schon Hahnemann eine konstitutionsabhängige Empfänglichkeit für einzelne Arzneimittel kannte.[61]

Neben den genannten Stellen in Hahnemanns Werk wird vor allem der § 153 in Zusammenhang zur konstitutionstypologischen Auffassung des einzelnen Arzneimittels ge-

---

Teils der Chronischen Krankheiten. EICHELBERGER (1983) S. 34-63, 161-180. Vgl. auch EICHELBERGER (1987) Bd. 2 S. 80-110 und EICHELBERGER (1986) S. 145-155.

56 Vgl. hierzu Kapitel 3.3.

57 Beide halten eine genaue, unter Umständen methodische, Beobachtung der Affinität einzelner Konstitutionen zu bestimmten Arzneimitteln für wünschenswert. MÖSSINGER (1970) S. 145-148. MÖSSINGER (1956) S. 493f. SCHWARZHAUPT (1956) S. 507f.

58 GRIESSELICH (1848) S. 165.

59 GAWLIK (1990) S. 12ff. MÖSSINGER (1970) S. 147ff.

60 HÄNNI (1979) S. 193ff. Vgl. auch KELLER (1982) S. 3-13.

61 KÖHLER (1982) S. 92.

stellt. Griesselich nennt diesen Paragraphen zwar nicht ausdrücklich, doch nimmt er indirekt auf ihn Bezug. So weist er ganz allgemein auf die Bedeutung der eigentümlichen und charakteristischen Symptome für die richtige Arzneimittelwahl hin. Aus dieser Angabe leitet er ab, daß Hahnemann der Individualität des Kranken für die Therapie große Bedeutung zumißt.[62] Hänni bedauert, daß die auf ein typologisches Arzneimittelverständnis deutenden Tendenzen bei Hahnemann so undeutlich sind. Neben den zitierten Arzneimitteldarstellungen findet er nur zwei weitere Hinweise. Der eine ist der besagte § 153. Den anderen gibt Hahnemann schon früher, und zwar in dem 1796 erschienenen "Versuch über ein neues Prinzip zur Auffindung der Heilkräfte der Arzneisubstanzen", in dem er darauf abhebt, bei Krankheiten und Heilmitteln jeweils den wesentlichen Charakter zu erkennen.[63] Auch hier sei noch einmal darauf hingewiesen, daß Eichelberger gerade den § 153 heranzieht, um die uneingeschränkte Gültigkeit des Simile-Prinzips zu untermauern.[64]

Im Gegensatz zu manchen vorangegangenen Äußerungen erkennt Hellmuth Beuchelt, daß Hahnemann selbst noch keine homöopathischen Konstitutionstypen kannte. Diese hätten sich erst später aufgrund der therapeutischen Erfahrung aus den Polychresten[65] Hahnemanns abgeleitet. Allerdings befürwortet er ausdrücklich den typologischen Ansatz und hat selber einiges zu dessen Entwicklung beigetragen.[66] Ähnliches gilt auch für

---

62 GRIESSELICH (1848) S. 163f. Auch Bönninghausen nimmt auf besagte Textstelle Bezug. Jedoch bleibt es für ihn zunächst unklar, was unter den auffallenden, sonderlichen Symptomen zu verstehen sei. Nachdem ihm sowohl die zeitgenössische allopathische, als auch homöopathische Literatur hierbei nicht weiter helfen kann, greift er einen der Scholastik entstammenden Lehrsatz auf, den er wie folgt zitiert: "Quis? quid? quibus auxiliis? cur? quomodo? quando?" (BÖNNINGHAUSEN (1984) S. 618.) Nachfolgend erläutert er ausführlich dessen einzelne Elemente, wobei hier nur auf seine Interpretation des quis (wer) und cur (weshalb) hingewiesen werden soll. Besondere Bedeutung für die Mittelwahl hat seiner Ansicht nach die Frage nach der Individualität des Patienten (quis). So seien zur Arzneimittelwahl insbesondere die Geistes- und Gemütssymptome sowie Geschlecht, Alter, Körperbeschaffenheit und Temperament zu beachten. Auch in der Frage nach dem weshalb (cur) nimmt er auf die Individualität des Kranken Bezug, indem er äußere und innere Krankheitsursachen unterscheidet. Gerade für letztere sei die Individualität des Patienten mit ihrer jeweiligen Krankheitsanlage von besonderer Bedeutung. Bönninghausen interpretiert den § 153 also teilweise durchaus wie Griesselich, bezieht allerdings nicht zu der Frage Stellung, welche Symptome Hahnemann selbst als die auffallenden und sonderlichen ansieht. BÖNNINGHAUSEN (1984) S. 618ff., 629ff.

63 HÄNNI (1979) S. 189f.

64 In dem konstitutionellen Ansatz der Homöopathie sieht Eichelberger die Gefahr vorschneller Arzneimittelverordnungen aufgrund konstitutioneller Gesichtspunkte. Dabei erkennt er das Vorkommen z.B. eines Acidum-nitricum-Typs durchaus an. Doch sei in den meisten Fällen trotzdem nicht Acidum-nitricum, sondern ein anderes dem derzeitigen Bild entsprechendes Arzneimittel indiziert. Er warnt vor zu vereinfachtem Vorgehen. EICHELBERGER (1983) S. 161-180. Vgl. auch EICHELBERGER (1983) S. 34-63. EICHELBERGER (1987) Bd. 2 S. 80-110. EICHELBERGER (1986) S. 145-155.

65 Als Polychreste werden die Mittel bezeichnet, die ein besonders breites Wirkungsspektrum besitzen.

66 BEUCHELT (1980) S. 21ff., 42f. Vgl. Kapitel 3.3.

Saller. Weniger differenziert wendet er den Begriff der Arzneimittelkonstitution jedoch bereits für die Arzneimitteldarstellungen Hahnemanns an, ohne darauf hinzuweisen, daß Hahnemann selbst diesen Begriff nicht kannte.[67]

Verschiedene Beurteilungen des Verhältnisses der Miasmenlehre zu konstitutionellem Denken in der Homöopathie

Die Hahnemann nachfolgenden Homöopathen haben sich in sehr unterschiedlicher Art und Weise zu konstitutionellen Anklängen in Hahnemanns Miasmenlehre gestellt. Dies reicht von einer differenzierten Analyse der Elemente, die zur Anregung konstitutionellen Denkens in der Homöopathie geführt haben, über eine klare konstitutionelle Umdeutung der Ideen Hahnemanns bis hin zu deutlicher Abgrenzung konstitutionellen Gedankengutes von der Miasmenlehre. Diese konträren Gesichtspunkte sollen im folgenden beleuchtet werden.[68]

Anregung konstitutionellen Denkens in der Homöopathie durch die Miasmenlehre

Einige homöopathische Autoren sind der Meinung, daß Hahnemann selbst die Miasmen zwar nicht als Konstitutionstypen verstanden habe, die Miasmenlehre das konstitutionelle Denken in der Homöopathie aber nachhaltig gefördert habe.[69]

Wie bereits dargestellt wurde, erkennen manche Autoren insbesondere an, daß Hahnemann durch die Miasmenlehre die Aufmerksamkeit für den tiefgreifenden Einfluß von Infektionen auf den menschlichen Organismus gefördert habe. So halten es Otto Leeser und Erich Haehl zwar für verfehlt, alle chronischen Krankheiten auf drei Infektionen zurückzuführen, doch erscheint ihnen der Stellenwert, den Hahnemann schon damals dem Einfluß von chronischen Infektionen beimißt, durchaus bemerkenswert. Allerdings müs-

---

67 Es ist zu vermuten, daß ihm dabei die konstitutionelle Auffassung der Lebenskraft eine Brücke bildet, doch führt er dies nicht näher aus. SALLER (1947) S. 149.

68 Allerdings würde es den Rahmen dieser Arbeit sprengen, die sehr umfangreiche, allgemeinere Diskussion um die Miasmenlehre hier näher auszuführen.

69 ASSMANN (1934) S. 211. GAWLIK (1990) S. 10ff. HAEHL (1941)b S. 175-178. HAEHL (1943) S. 63-65. LEESER (1928) S. 20f. LEESER (1928-29) S. 154-160. LEESER (1933) S. 23-29. MÖSSINGER (1970) S. 148f. MÜNCH (1967) S. 548f. RABE in: HAHNEMANN (1835) S. XII. SAVELSBERG (1943) S. 72f. SCHEIDEGGER (1928) S. 269. TISCHNER (1950) S. 97-99. TISCHNER (1959) S. 119f.

se die Betrachtung auf weitere Infektionen, so vor allem auf die Tuberkulose, ausgedehnt werden.[70] Auch Gerhard Köhler begreift die Miasmenlehre als einen intuitiven Vorausblick auf die zu späteren Zeiten erkannte Bedeutung chronischer Infektionen. Im Gegensatz zu Hahnemann benennt er ausdrücklich ihren konstitutionsänderenden Einfluß. Die praktische Erfahrung macht ihn darauf aufmerksam, wie häufig Infektionen den Ausgangspunkt zu später auftretenden Krankheiten bilden.[71] Allerdings erscheint es auch ihm überholt, die drei besagten Krankheitsformen auf jeweils nur eine Infektion zurückzuführen. So deutet er die Miasmen als Symptomenkomplexe, die "Modellcharakter für ähnliche Krankheitsverläufe"[72] besitzen. Die Wirksamkeit der von Hahnemann angegebenen Therapie wird nach Köhler allerdings nicht davon berührt, daß die Ätiologie der Miasmen in Frage gestellt wird.[73]

Leeser und Haehl geben zwei weitere Gründe dafür an, daß die Miasmenlehre sich fördernd auf das konstitutionelle Denken auswirkte: Zum einen trage die von Hahnemann beschriebene Vererbbarkeit der miasmatischen Belastung konstitutionelle Züge, zum anderen unterstütze die Verbindung der Miasmen zu speziellen Arzneimitteln ihr konstitutionelles Verständnis. Leeser begründet die letztere Aussage damit, daß durch diese Koppelung der Bezug zur Therapie gegeben sei, wie er für die homöopathische Konstitutionslehre typisch sei. Leeser selbst führt diese These leider nicht genauer aus. Sie könnte dahin zu verstehen sein, daß durch diese Zuordnung einzelner Mittel zu den Miasmen deren etwaige konstitutionstypologische Charakteristiken auf die Miasmen übertragen werden und sie damit leicht als Konstitutionstypen aufzufassen sind.[74]

Eine zusätzliche Anregung sieht Rudolf Tischner in folgendem Phänomen. Um die Art der miasmatischen Beeinflussung zu ergründen, werde der Blick natürlicher Weise verstärkt auf die Anamnese und damit auch auf die Individualität des Patienten mit seinen konstitutionellen Charakteristiken gelenkt. Dieses unbewußt mitangelegte konstitutionelle Denken habe sich vor allem in der Arzneimittelfindung bewährt, da die Gewichtung innerhalb der Fülle der Symptome und somit das Finden des entsprechenden

70 HAEHL (1941)b S. 175-178. HAEHL (1943) S. 63-65. LEESER (1933) S. 23-29. LEESER (1928) S. 20f. LEESER (1928-29) S. 154-160.

71 Hierzu schreibt G. Köhler:
"Das chronische Miasma ist eine Realität, die beweisbar ist. In der Biographie von Patienten kommt öfter auf die Frage: Seit wann besteht die Krankheit, was war damals? eine Antwort: >seit unser Kind Masern hatte, hustet es<; >seit dem Keuchhusten besteht das Asthma<; >nach der Pocken-Impfung trat das Ekzem auf<." KÖHLER (1982) S. 178.

72 KÖHLER (1982) S. 182. Im Original kursiv: "ähnliche".

73 KÖHLER (1982) S. 169-185.

74 LEESER (1928-29) S. 160f. HAEHL (1943) S. 64.

"Simile" erleichert worden sei.[75] Auch Mössinger und Gawlik betonen ausdrücklich, daß die Miasmen nicht als Konstitutionen zu verstehen sind. Zur Verdeutlichung dieser Aussage weist Gawlik auf die bereits genannten Darstellungen Hahnemanns hin, nach denen der Konstitution nur die Rolle der individuellen Ausformung der Krankheit zukomme und auch eine starke Konstitution die miasmatische Erkrankung nicht überwinden könne. Der Ursprung sei also in Hahnemanns Werk eindeutig ein infektiöser.[76] Die Weiterentwicklung und Umdeutung von Hahnemanns Lehre wird nach Ansicht von Mössinger und Gawlik dadurch entscheidend begünstigt, daß durch seine Miasmenlehre das Simile-Prinzip in seiner Gültigkeit eingeschränkt worden sei. Einen Hinweis dafür, daß zusätzlich das "Contrarium" wiedereingeführt worden sei, sehen beide in der Vorsilbe "anti" der antipsorischen Arzneien. Dadurch bedingt, daß Hahnemann selbst die strenge Richtschnur des Simile-Prinzips verlassen habe, sei eine neue Offenheit gegenüber anderen Denkansätzen eingetreten.[77]

Konstitutionelle Umdeutung der Miasmenlehre Hahnemanns

Im Gegensatz zu den bislang zitierten Autoren gibt es andere, welche ohne konkrete Diskussion der entsprechenden Problematik die Miasmenlehre Hahnemanns primär in den Zusammenhang zu konstitutionellem Gedankengut stellen.

So beschreibt Karl Stauffer in seinem 1924 erschienenen Lehrbuch die Homöopathie, einschließlich der Lehre Hahnemanns, ganz auf dem Boden der Konstitutionslehre. Hahnemann habe gelehrt, den ganzen Menschen zu behandeln, d.h. also konstitutionell. Ohne die Legitimation zu diskutieren, die Lehre Hahnemanns mit der Konstitutionslehre zu verknüpfen, spricht er von der psorischen, der sykotischen und der syphilitischen Konstitution. Es handele sich um von Hahnemann aufgestellte Körperkonstitutionen.[78] Die Ätiologie, die er diesen zuschreibt, differiert teilweise erheblich von der Lehre Hahnemanns. Doch unterläßt er es, auf diese Diskrepanz explizit hinzuweisen. Die syphilitische Konstitution charakterisiert er ähnlich wie Hahnemann vor allem als angeborene Syphilis und ihre Folgekrankheiten.[79] Dagegen beruht die sykotische Konstitution für ihn nur teilweise auf Infektionen.[80] Neben dem Tripper nennt er nicht nur die Malaria als mögliche Ursache dieser konstitutionellen Umstimmung. Ebenso könne die sy-

---

75 TISCHNER (1950) S. 97-99. TISCHNER (1959) S. 119f.
76 GAWLIK (1990) S. 10-12.
77 GAWLIK (1990) S. 12. MÖSSINGER (1970) S. 148f.
78 STAUFFER (1924) S. 12.
79 Ebd. S. 14f.
80 Ebd. S. 35.

kotische Konstitution ererbt oder durch schädliche Ernährung und Lebensweise erworben werden.[81] In der Stellungnahme zur Psora distanziert er sich von der Darstellung Hahnemanns am deutlichsten. Dessen Theorie erscheint ihm unhaltbar. Doch auch für ihn wirft die Ätiologie der Psora weiterhin Fragen auf.[82] Dies spiegelt sich in seiner recht vagen Schilderung:

> "wahrscheinlich ist, daß bestimmte Gifte und deren Toxine die psorische Umstimmung des Gesamtorganismus auf dem Wege der Vererbung bedingen, und der Tuberkelbazillus dürfte dabei eine Hauptrolle spielen. Auch scheinen Störungen von Seiten der Drüsen mit innerer Sekretion mitzuwirken."[83]

Auch in der von Walther Zimmermann bearbeiteten Neuauflage von Stauffers Lehrbuch wird die hier wiedergegebene Darstellung nicht konkretisiert.[84] Wie Stauffer stellt auch Mathias Dorcsi in seinen Schriften die homöopathische Konstitutionslehre dar, ohne sie als Weiterentwicklung der ursprünglichen homöopathischen Lehre zu charakterisieren. Im Gegenteil, er kennzeichnet die Miasmenlehre als einen Versuch, "sich mit fehlerhaften Anlagen als Störungsursache auseinanderzusetzen"[85]. Die Psora identifiziert er mit tuberkulinischen, die Sykosis mit der gonorrhoischen und die Syphilis mit der luetischen Belastung.[86] Diese Darstellung erinnert zunächst an die Lehre Hahnemanns, doch begreift Dorcsi die Miasmen im Unterschied zu Hahnemann nicht ausschließlich als postinfektiöse Zustände, sondern identifiziert sie zusätzlich mit weiteren Konstitutionstypen.[87]

Deutliche Trennung zwischen der Miasmenlehre Hahnemanns und der Konstitutionslehre

Ganz im Gegensatz zu Stauffer und Dorcsi kritisiert Eichelberger bekanntermaßen die Vermischung der Lehre Hahnemanns mit der Konstitutionslehre. Dabei differenziert er sehr deutlich zwischen seiner eigenen Auffassung und der Hahnemanns. Dieser habe die Ursache der Krankheitsbilder, die er als Miasmen benannte, eindeutig nicht in der Konstitution sondern in den drei Infektionen - der Psora, der Sykosis und der Syphilis - gesehen. Eine psorische Konstitution existiere für Hahnemann nicht. Eichelberger selbst

---

81 Ebd. S. 13f., 34-36.
82 Ebd. S. 13, 22-24.
83 Ebd. S. 22.
84 STAUFFER (1965) S. 21-42, bes. S. 22.
85 DORCSI (1984) S. 32.
86 Ebd. S. 32.
87 DORCSI (1984) S. 27-32. DORCSI (1981) S. 52-58. Vgl. auch Kapitel 3.3.

beurteilt die Miasmenlehre Hahnemanns als Hypothese.[88] Trotzdem leugnet auch er nicht die Verwandtschaft der Miasmen mit bestimmten Konstitutionen. Allerdings obliege eine Therapie, die sich auf konstitutionelle Charakteristik gründet, der Gefahr zu großer Schematisierung.[89] In den folgenden Worten wird dies sehr deutlich:

> "Nicht das ist das Gefährliche, daß wir - was Hahnemann nirgends auch nur durchblicken läßt - Psora mit Konstitution identifizieren, sondern daß wir mit diesem Trick von den individuellen Zeichen und Symptomen weggeführt werden."[90]

88 Insgesamt liege die Stärke von Hahnemanns Lehre, so auch der Miasmenlehre, nicht in der Theorie sondern in der genauen Beschreibung der Symptome und auch des Weges der Arzneimittelfindung.

89 EICHELBERGER (1983) S. 161-180. Vgl auch EICHELBERGER (1987) Bd. 2 S. 80-110 und EICHELBERGER (1986) S. 145-155.

90 EICHELBERGER (1983) S. 164. Im Original in Großbuchstaben: "Hahnemann" . Im Orginal kursiv: "individuellen".

3.2 Die Konstitutionslehre Eduard von Grauvogls

Eduard von Grauvogl (1811-1877) wird von vielen homöopathischen Autoren als der Begründer der homöopathischen Konstitutionslehre betrachtet.[1] Der Beginn seiner medizinischen Laufbahn verläuft mit Studien der Naturwissenschaften, wie insbesondere der physiologischen Chemie und der Pathologie bei Rokitansky in Wien, zunächst noch ganz im Rahmen der Schulmedizin. So zeigen frühe Veröffentlichungen noch deutlich die Verwurzelung in der später von ihm kritisierten physiologischen Schule. Den entscheidenden biographischen Einschnitt bildet dann nach Bojanus eine Hausarzttätigkeit in der Nachfolge eines Homöopathen. Diese war für von Grauvogl Anlaß zu erster Beschäftigung mit der Homöopathie und führte schließlich zu deren ausgiebigem Studium.[2] Seine wachsende Überzeugung von der Wirksamkeit homöopathischer Therapie spiegelt sich schließlich in den 1851 erschienenen "Therapeutischen Gemmen und Folien" wider. Neben kleineren Werken veröffentlicht von Grauvogl 1860 die "Grundgesetze der Physiologie, Pathologie und homöopathischen Therapie". Hier legt er zum ersten Mal ausführlich die Grundzüge seiner Lehre dar. Allerdings erkennt er in diesem Buch selbst noch einige Fehler und Ungereimtheiten.[3] 1866 erscheint sein "Lehrbuch der Homöopathie".[4]

Im folgenden sollen nun zunächst die Grundzüge der Lehre von Grauvogls dargestellt werden, um sie nachfolgend anhand einzelner Diskussionspunkte näher zu beleuchten und einzuordnen.

3.2.1 Grundzüge der Lehre von Grauvogls

Allgemeine Grundlagen der Lehre von Grauvogls

In den Schriften von Grauvogls klingt an einigen Stellen deutlich naturphilosophisches Gedankengut an.[5] Dies erscheint um so bemerkenswerter, als der hauptsächliche Einfluß

---

1 Vgl. ASSMANN (1934) S. 211. BEUCHELT (1980) S. 23. GAWLIK (1990) S. 13. LEESER (1928-29) S. 160. LEESER (1930-31) S. 589. LEESER (1963) S. 442. MÖSSINGER (1970) S. 149. MÜNCH (1967) S. 549. SAVELSBERG (1943) S. 72f. SCHEIDEGGER (1928) S. 269-271. SCHEIDEGGER (1929) S. 310. TISCHNER (1950) S. 171.

2 BOJANUS (1878) S. 31-32, 46-48 und 62-63.

3 GRAUVOGL (1860) bes. S. 61f.

4 In der nachfolgenden Darstellung der Lehre von Grauvogls wird vornehmlich das 1866 erschienene Lehrbuch zugrunde gelegt.

5 Vgl. GISEVIUS (1934) S. 90. SCHEIDEGGER (1929) S. 310f. So bezieht sich von Grauvogl beispielsweise in seiner Abhandlung "Das homöopathische Ähnlichkeitsgesetz" auf die mathemati-

der Naturphilosophie für die Jahre von ungefähr 1797 bis 1830 angegeben wird[6], d.h. beim Erscheinen der Schriften von Grauvogls ab Mitte des vergangenen Jahrhunderts bereits weitgehend abgenommen hatte. Die naturphilosophische Strömung ist durch eine metaphysische Weltsicht gekennzeichnet. Kernpunkt ist dabei die Suche nach einem tieferen Verständnis der von Mensch und Natur gebildeten Einheit. Dieses Anliegen zieht die Verbindung von reiner Empirie mit mehr weltanschaulichem Gedankengut nach sich. Dabei handelt es sich um eine Verknüpfung, welche ihrerseits die Entwicklung teilweise recht spekulativer Theorien fördert. Ein wichtiges Anliegen der Naturphilosophie ist es, den alten Gegensatz von Theorie und Erfahrung, Ratio und Empirie, zu überwinden.[7] Auch in von Grauvogls Werk zeigen sich Spuren dieser philosophisch-naturwissenschaftlichen Strömung, wenn auch weniger als direkt metaphysisches Gedankengut, so doch in der Zielsetzung, die reine Empirie, wie sie Hahnemann seiner Lehre zugrunde legt, zu erweitern und die Wirksamkeit der homöopathischen Therapie wissenschaftlich zu begründen.[8] Dabei nimmt von Grauvogl ausführlich auf die Lehre der physiologischen Schule und die Erfahrungsheilkunde Johann Gottfried Rademachers Bezug. Von Grauvogl selbst kommentiert seinen eigenen Ansatz folgendermaßen:

> "Nachdem die Versuche so vielfach misslungen sind, die unumstössliche Wahrheit der Homöopathie aus ihren eigenen Resultaten den Gegnern zu beweisen, unternahm ich es, diese Beweise aus den Gebieten der Gegner selbst zu erholen, mit denen sie am besten vertraut sein müssen, um eine Brücke zwischen uns aufzuschlagen."[9]

Dieser Versuch eines Brückenschlages kennzeichnet die zentrale Motivation in von Grauvogls Schaffen. Als verbindendes Glied zwischen den konträren Lehrmeinungen dienen ihm physiologisch-chemische Überlegungen, die den eigentlichen Angelpunkt seines Werkes bilden. So sieht er im Gegensatz zum Zellularpathologen Virchow nicht die Zelle als die kleinste den Organismus konstitutierende Einheit an[10], sondern die "Molecularstoffe"[11]. Letztlich bezieht er sowohl Pathologie wie Therapie auf physiologisch-chemische Prozesse, was die Charakterisierung seines Medizinkonzeptes als iatrochemisches erlaubt.[12] Er schreibt hierzu:

---

sche Naturphilosophie, die ihm als Leitfaden zur Begründung des Simile-Gesetzes dient. GRAUVOGL (1861) S. 4f. und 120-124.

6 Vgl. HIRSCHFELD (1930) S. 40f. ROTHSCHUH (1978) S. 385ff. SHRYOCK (1940) S. 92.

7 Vgl. zur Naturphilosophie HIRSCHFELD (1930). SHRYOCK (1940) S. 92ff.

8 Eine exakte Analyse des Einflusses naturphilosophischen Gedankengutes auf das Werk von Grauvogls übersteigt den Rahmen dieser Arbeit.

9 GRAUVOGL (1860) S. 59.

10 Von Grauvogl setzt sich in seinen Schriften ausführlich und eher kritisch, mit der Lehre Virchows auseinander. Diese Diskussion kann hier nicht eingehender dargestellt werden.

11 GRAUVOGL (1866) Bd. 1 S. 69.

12 Ebd. Bd. 1 S. 12f., 37, 67-69. Vgl. zu iatrochemischen Medizinkonzepten Kapitel 2.3.

"die Ursache der chronischen Krankheiten ist in dem Übermaasse oder Mangel von Stoffen begründet, aus welchen der Organismus selbst zusammengesetzt ist."[13]

Im Zentrum seiner Betrachtung stehen dabei die vier Substanzen Sauerstoff, Wasserstoff, Kohlenstoff und Stickstoff. Gesundheit sei von deren Gleichgewicht sowie den zwischen ihnen wirksamen Oxydations- und Reduktionsprozessen abhängig.[14] Die richtige homöopathische Therapie vermag in den Augen von Grauvogls gerade dieses Gleichgewicht wieder anzustreben. So liegt es für von Grauvogl nahe, sowohl die Arzneimittelwirksamkeit als auch die Arzneimittelwahl mittels chemischer Überlegungen zu begründen. Dabei macht sich ein kausales Denken geltend, wie es der Homöopathie nicht ursprünglich eigen ist. Offen bleibt, wie von Grauvogl einerseits die Arzneimittelwirkung über das chemisch aufgefaßte "Contrarium" verstehen[15] und dennoch an der Gültigkeit des Simile-Gesetzes festhalten kann[16].

Wirkliche Gesundheit als Ausdruck des vollständigen Gleichgewichtes der Substanzen und der zwischen ihnen wirksamen Prozesse wird nach von Grauvogl nach fast nie erreicht. Immer trage die Stoffwechsellage bereits eine Verschiebung in eine spezielle Richtung und damit eine bestimmte Erkrankungsdisposition in sich.[17] Von Grauvogl unterscheidet drei Dispositionen und erweitert diese zu Konstitutionen, wodurch bereits die Nähe seines Konstitutionsbegriffs zum Begriff der Erkrankungsdisposition anklingt:[18] die hydrogenoide (Überwiegen der Reduktionsvorgänge und des Wassergehaltes), die oxygenoide (Überwiegen der Oxydationsprozesse) und die carbonitrogene Konstitution (Überwiegen der Retention von kohlen- und stickstoffhaltigen Substanzen).[19] In diesen Konstitutionen sieht von Grauvogl die inneren Krankheitsvoraussetzungen. Als Krankheitsauslöser treten äußere Bedingungen hinzu. Die genaueren Umstände, welche zu solchen inneren Krankheitsbedingungen - also der durch ihre Stoffwechsellage gekennzeichneten Konstitution - führen, beschreibt von Grauvogl recht wenig. Dabei ist ihm deutlich, daß die Konstitution nicht nur vererbt, also angeboren,[20] sondern auch erworben sein kann. So billigt er verschiedenen Erkrankungen - wie z.B. Infektionen - , der Lebensweise als solcher und auch äußeren Ursachen konstitutionsän-

---

13 GRAUVOGL (1866) Bd. 2 S. 220. Im Original gesperrt.
14 GRAUVOGL (1866) Bd. 1 S. 23f., 33. Bd. 2 S. 220, 265f.
15 Vgl. GRAUVOGL (1861) S. 50f.. GRAUVOGL (1866) Bd. 2 S. 36.
16 Vgl. GRAUVOGL (1860) S. 69. GRAUVOGL (1861) S. 66f. GRAUVOGL (1866) Bd. 2 S. 36, 222, 240.
17 GRAUVOGL (1866) Bd. 1 S. 18-29, 58-66.
18 Die weitere Analyse seines Konstitutionsbegriffes wird später erfolgen.
19 Ebd. Bd. 2 S. 224-238.
20 Ebd. Bd. 2 S. 199, 233, 237.

dernde Einflüsse zu.[21] Gerade in bezug auf die inneren Krankheitsbedingungen knüpft von Grauvogl an die Miasmenlehre Hahnemanns an. Für die äußeren Krankheitsursachen greift er stärker die Lehre Rademachers auf. Jede der genannten Krankheitslehren unterscheidet drei verschiedene spezifische Zustände. Da zwei so unterschiedliche Krankheitslehren eine Dreigliederung aufweisen, fühlt sich von Grauvogl in seiner Einteilung der Konstitutionen bestätigt und zusätzlich dazu angeregt, die einzelnen Lehren miteinander in Verbindung zu setzen.[22] Für das weitere Verständnis erscheint eine Charakterisierung der Beziehung der Lehre von Grauvogls zu derjenigen Rademachers und Hahnemanns hilfreich.

Von Grauvogls Stellung zu der Lehre Johann Gottfried Rademachers (1772-1850)

Tiefgreifende Zweifel an der Möglichkeit rationaler Erkenntnis bewegen Rademacher seine Lehre allein empirisch zu begründen. So verfaßt er eine "Erfahrungsheillehre"[23], deren zentrale Richtschnur die Beobachtung der Arzneimittelwirkung - allerdings nur am Kranken und nicht wie in der Homöopathie auch am Gesunden[24] - ist. Dabei geht er so weit, die Krankheiten durch die für sie wirksame Therapie zu beschreiben und unterscheidet drei Gruppen von Krankheitszuständen, die er als Kupfer-, Salpeter (Natrium nitricum)- und Eisenzustand benennt.[25] Nach einer weiteren Beobachtung Rademachers treten ähnliche Krankheiten zeitlich gehäuft auf und erfordern auch dasselbe Heilmittel. Eine solche einheitliche Krankheitsform bezeichnet Rademacher als "genius epidemicus" bzw. epidemische Konstitution.[26] Gerade wegen dieser besonderen Berücksichtigung äußerer Krankheitseinflüsse schätzt von Grauvogl die Lehre Rademachers.[27]

---

21 Ebd. Bd. 1 S. 165, 278-279. Bd. 2 S. 182, 220, 230, 233, 237.

22 Ebd. Bd. 2 S. 192, 263.

23 RADEMACHER (1851) und (1852). Vgl. hierzu auch BOHNENBERGER (1985). KRACK (1984). ROTHSCHUH (1978) S. 178ff.

24 Von Grauvogl betrachtet gerade diese Methode, die Arzneimittelindikationen anhand des Simile-Gesetzes festzustellen, als entscheidenden Vorteil der Homöopathie. So können die unnötigen "Versuche erst am Kranken" (GRAUVOGL (1866) Bd. 2 S. 237.), wie sie das strenge Vorgehen nach Rademacher notwendig machen würde, vermieden werden. GRAUVOGL (1866) Bd. 1 S. 258f. Ebd. Bd. 2 S. 263ff.

25 Vgl. RADEMACHER (1852). Zur Illustration dieser drei Typen stellt von Grauvogl in seinem Lehrbuch spezifische Pneumonieformen dar, die jeweils Salpeter, Kupfer oder Eisen zur Therapie erfordern. Charakteristischer Weise trete jede dieser Formen gehäuft und nicht zeitgleich mit einer anderen Form auf. GRAUVOGL (1866) Bd. 1 S. 239-263.

26 Vgl. RADEMACHER (1852) S. 563ff. Konstitution bezeichnet hier nun nicht die spezifische Verfassung eines Menschen sondern die besondere Charakteristik einer Krankheitsform. Vgl. hierzu auch Kapitel 2.2.2.

27 In diesem Zusammenhang weist von Grauvogl ergänzend darauf hin, daß die spezifische Zeitsituation nicht nur zur Häufung bestimmter Krankheiten führe, sondern auch stark die in Arzneimittelprüfungen erhobene Symptomatik beeinflusse. Dies sei ein Phänomen, das viel zu wenig Beachtung finde. GRAUVOGL (1866) Bd. 2 S. 186.

Auch er kann die zeitliche Häufung ähnlicher Krankheiten bestätigen. Diese Beobachtung ergänzt er jedoch um die Feststellung, daß bestimmte äußere Einflüsse nur bei Menschen mit besonderer Disposition - d.h. auch mit besonderer Konstitution - zur Erkrankung führen.[28] Bemerkenswert ist für von Grauvogl die Koppelung der epidemischen Konstitutionen an spezifische Arzneimittelindikationen.[29] Hier sieht von Grauvogl eine interessante Parallele zur Aufforderung Hahnemanns, die charakteristischen, begleitenden Umstände - also die Modalitäten - zur Arzneimittelwahl heranzuziehen.[30] Von Grauvogl mißt diesen Modalitäten eine große Bedeutung bei. Anders als Hahnemann faßt er sie jedoch konkret als konstitutionelle Symptomatik auf.[31]

Die Stellung von Grauvogls zur Miasmenlehre Hahnemanns

Im Gegensatz zu anderen Homöopathen seiner Zeit, welche sich vielfach von der Miasmenlehre Hahnemanns befremdet zeigen, erkennt von Grauvogl in diesen Theorien einige wertvolle Aspekte, die er zwar aufgreift, gleichzeitig aber auch umdeutet.[32] Dabei sieht er sich selbst als "Urenkel" Hahnemanns, dem es obliege, den Gedanken, "welcher im Ahnherrn aufgestiegen", zu Ende zu führen.[33] So spricht auch von Grauvogl Infektionen einen tiefgreifenden Einfluß auf den Organismus zu, weitet ihn jedoch auf weitere Infektionen, wie z.B. die Tuberkulose aus.[34] Folglich scheint es ihm verfehlt, die Psora, Sykosis und Syphilis als alleinige Ursachen chronischer Krankheiten anzusehen. Er warnt ausdrücklich vor einem allzu dogmatischen Umgang mit Hahnemanns Lehre.[35]

Da von Grauvogl in die Darstellung der Miasmenlehre teilweise deutlich seine eigene Interpretation miteinfließen läßt und sie mit seiner Konstitutionslehre verbindet, scheint es hilfreich, zunächst sein Verständnis der Miasmen zu umreißen.

---

28 Ebd. Bd. 2 S. 186f. Vgl. auch Bd. 1 S. 279.

29 Ebd. Bd. 2 S. 234.

30 Vgl. HAHNEMANN (1991) S. 85 § 33. Als Modalitäten werden jene Umstände bezeichnet, welche entweder eine Verbesserung oder eine Verschlechterung des Befindens bewirken, so z.B. kalte oder warme Luft, Bewegung oder Ruhe. Auch solche Charakteristiken gehen in die homöopathischen Arzneimitteldarstellungen ein.

31 GRAUVOGL (1866) Bd. 2 S. 183f.

32 So bedauert von Grauvogl es ausdrücklich, daß diese Lehre, trotz einiger ihr eigenen Unstimmigkeiten, so wenig aufgegriffen wurde. Ebd. Bd. 2 bes. S. 197 und 221.

33 Ebd. Bd. 2 S. 229.

34 Ebd. Bd. 2 S. 220.

35 Ebd. Bd. 2 S. 199 und 219.

Psora

So behauptet von Grauvogl, Hahnemann habe die Psora "als Folge des Acarusgiftes"[36] betrachtet. Tatsächlich sind die dahingehenden Äußerungen Hahnemanns jedoch nicht eindeutig.[37] Von Grauvogl selbst schließt aus dem Rückgang der Krätze seit Hahnemanns Zeiten und der gleichzeitigen Zunahme der Krankheiten, die Hahnemann ihr zur Last legte, daß kein enger ätiologischer Zusammenhang zwischen beiden bestehen kann. Vielmehr kommt von Grauvogl zu dem Schluß, daß die Bedingungen, die fördernd auf die Krätze wirken, gleichzeitig auch die Disposition zu Krankheiten des psorischen Formenkreises stärken. In der Schilderung dieser Bedingungen - wie sitzende Lebensweise und Aufenthalt an schlechter Luft - greift er auch Äußerungen Hahnemanns auf.[38] Von Grauvogl verläßt also die infektiöse Ätiologie der Psora und definiert das entsprechende Krankheitsspektrum als "alle fibrinogenen und eiterbildenden, so wie aus Mangel an Ozonisation des Blutes erzeugten Formen"[39]. An die Stelle der Psora tritt der Begriff der carbonitrogenen Konstitution.[40] Gleichzeitig trifft er auch eine neue Einteilung der Krankheitsformen. Seiner Auffassung nach gehören einige von Hahnemann der Psora zugeordneten Krankheiten eher der Sykosis an. Entsprechend seien manche der beschriebenen Antipsorika zur Behandlung der Sykosis indiziert.[41]

Sykosis

Auch in der Darstellung der Sykosis geht von Grauvogl deutlich über die Auffassung Hahnemanns hinaus. Während er an einigen Textstellen relativ nah an dem Verständnis als venerische Erkrankung bleibt, scheint es doch sein Anliegen zu sein, Bezüge zu anderen Lehren aufzuzeigen. So stellt er die These auf, daß die von früheren Ärzten als

---

36 Ebd. Bd. 2 S. 196.

37 Der Frage, inwieweit Hahnemann die Psora auf die Infektion mit der Krätzmilbe zurückführt, geht insbesondere Tischner nach. Er bemerkt diesbezüglich einen Umbruch von den Schriften im Zeitraum von 1781 bis 1798 zu späteren Darstellungen. Seiner Ansicht nach verstand Hahnemann die Krätze zunächst tatsächlich als Folge der Infektion mit der Krätzmilbe, während er später diese Frage offen ließ. Tischner vermutet, daß Hahnemann, ähnlich wie C.W. Hufeland, die Milbe später eher als eine Folge der Erkrankung ansah. TISCHNER (1950) S. 97f.

38 GRAUVOGL (1866) Bd. 2 S. 230, 232, 238. Wie bereits im Kapitel 3.1. erläutert wurde, führte Hahnemann die Krankheitsdynamik und die spezielle Krankheitsausprägung auf besondere Umstände, wie die individuelle Lebensweise, die soziale Umgebung und Erziehung etc. zurück. HAHNEMANN (1956) S. 62f., 66f., 98, 130, 177f.

39 Ebd. Bd. 2 S. 219. Im Original gesperrt.

40 Ebd. Bd. 2 S. 229-237.

41 Ebd. Bd. 2 S. 216-219. Als Beispiele nennt er Carbo vegetabilis und Carbo animalis, Calcarea, Gold, Arsen, Eisen und Thuja. Dagegen ordnet er u.a. Schwefel, Kupfer, Phosphor und Quecksilber der Therapie der Psora zu. Ebd. Bd. 2 S. 218f.

Sykosis bezeichnete Symptomatik[42] weitgehende Parallelen zu von Virchow neu beschriebenen Krankheitsbildern wie der lymphatischen und lienalen Leukämie und weiter der Thrombose und der Embolie aufweise. Neu sei lediglich der mikroskopische Befund.[43] Gerade da von Grauvogl eine genauere Begründung dieser These schuldig bleibt, scheint diese Theorie doch eher spekulativ. Ähnlich unklar bleibt sein Postulat, daß sich nach chemischen Gesichtspunkten zwei Formen der Sykosis unterscheiden lassen. Auch hier mangelt es an einer differenzierten Ausführung. Leichter nachvollziehbar ist, daß er entsprechend seinem konstitutionellen Ansatz die hydrogenoide Konstitution als Erkrankungsvoraussetzung für die Sykosis beschreibt. Auch die umgekehrte Beziehung besteht. Nach von Grauvogl bewirkt die Sykosis eine Verstärkung der hydrogenoiden Konstitution.[44]

Syphilis

Weniger weitschweifig sind seine Ausführungen zur Syphilis. Konsequent legt er auch hier den Schwerpunkt auf die Erkrankungsdisposition, wie sie für die Syphilis in der oxygenoiden Konstitution gegeben sei.[45] Die therapeutischen Möglichkeiten schätzt von Grauvogl ähnlich wie Hahnemann ein. So biete die Behandlung der Syphilis solange kein kombinierter Krankheitszustand, etwa zur carbonitrogenen Konstitution vorläge, wenig Schwierigkeiten.[46]

Abschließend sei nun noch die Aussage von Grauvogls aufgegriffen, daß Hahnemann mit den Miasmen innere Krankheitsbedingungen beschreibt.[47] Allein aus der Lehre Hahnemanns wäre dies schwer verständlich, da Infektionen wohl eher als äußere Krankheitseinflüsse aufgefaßt werden. Nachvollziehbar wird diese Zuordnung erst, wenn man von Grauvogls Umdeutung der Miasmen in Konstitutionen zugrunde legt. Allerdings bleibt auch dann noch die Einordnung des konstitutionsändernden Einflusses von Infektionen, wie ihn auch von Grauvogl anerkennt, offen.

---

42 Dabei bezieht er sich auf Autenrieth und Morgagni.

43 Zur Veranschaulichung dieser Auffassung von Grauvogls sei ein kurzes Zitat wiedergegeben: "Liest man die Beschreibungen der älteren Aerzte über ihre sykotischen Formen, so meint man jeden Augenblick Virchow zu hören, wie er Fälle beschreibt, die er unter die mikroskopische Curiosität der Leukämie oder der Faserstoffgerinnung oder die pathologisch-anatomische der Thrombose und Embolie rubricirte." Ebd. Bd. 2 S. 216. Im Original gesperrt.

44 GRAUVOGL (1966) Bd. 2 S. 297f.

45 Ebd. Bd. 2 S. 297f.

46 Ebd. Bd. 2 S. 219, 298.

47 Ebd. Bd. 2 S. 192.

Zusammenfassend läßt sich feststellen, daß von Grauvogl sowohl in der Lehre Rademachers als auch in den Theorien Hahnemanns wesentliche Aspekte erkennt. Allerdings erscheint ihm bei beiden die Gewichtung der Krankheitsursache zu einseitig. Insbesondere vermißt er eine Charakterisierung der inneren Krankheitsbedingungen, wie er sie selbst in seinen physiologisch-chemischen Betrachtungen versucht, die nun dargestellt werden sollen.[48] Folgendes Zitat faßt den Standpunkt von Grauvogls zu den Lehren von Rademacher und Hahnemann prägnant zusammen:

> "Man kann darüber als ausgemacht hinstellen, dass die Bezeichnungen Psora, Syphilis, Sykosis, Leukämie, für gleich unrichtig zu halten sind. Sie geben weder die Ursachen alle, noch die Wirkungen, und namentlich lässt sich nicht entscheiden, ob Rademacher oder Hahnemann mehr im Rechte wäre, ob z.B. nur das sykotische Gift jene Zersetzungsformen nach sich ziehe, oder ob nicht auch atmosphärische und tellurische Einflüsse dieselbe specifische Blutconstitution und dieselben Veränderungen zur Folge haben können."[49]

Die Konstitutionen

Hydrogenoide Konstitution

Wie der Name andeutet, charakterisiert von Grauvogl die hydrogenoide Konstitution durch einen erhöhten Wassergehalt des Organismus. Außerdem sei sie durch verstärkt ablaufende Reduktionsprozesse bestimmt.[50] Als eine ihrer möglichen Entstehungsbedingungen nennt von Grauvogl die Sykosis.[51] Auch kaltes, feuchtes Wetter sowie sämtliche wässrige oder Wasser ziehende Nahrungsmittel würden schlecht vertragen.[52] Weiter reagieren Menschen mit hydrogenoider Konstitution nach von Grauvogl oft sehr empfindlich auf "elektrische Störungen"[53]. Charakteristisch sei weiterhin die Krankheitsdynamik. So treten seiner Erfahrung nach die Beschwerden periodisch und anfallsweise auf.[54]

---

48 Ebd. Bd. 2 S. 170f., 199.

49 Ebd. Bd. 2 S. 219. Im Original gesperrt: "gleich unrichtig", "atmosphärische", "dieselbe" und "dieselben".

50 Ebd. Bd. 2 S. 216, 226.

51 Ebd. Bd. 2 S. 224f.

52 In diesem Zusammenhang nennt er konkret Bäder und den Aufenthalt an vor allem stehenden Gewässern; an nachteiligen Nahrungsmitteln zählt er Fische, harte Eier, Gurken, kalte Speisen sowie Getränke auf.

53 Ebd. Bd. 2 S. 225. So bezieht von Grauvogl an mancher Stelle Theorien über Elektrizität in sein Medizinkonzept ein. Auch hier klingt die Befruchtung seiner Lehre durch schon nicht mehr zeitgenössische Strömungen, wie den Brownianismus und auch die Naturphilosophie, an. Diese Bezüge näher aufzuzeigen, bleibt einer anderen Darstellung vorbehalten. Bezüglich des Verhältnisses der Naturphilosophie zum Brownianismus und der speziellen Bedeutung der Polarität, gerade auch im Bezug zur Elektrizität, sei auf den Aufsatz Hirschfelds hingewiesen. Vgl. HIRSCHFELD (1930) S. 1-89.

54 GRAUVOGL (1866) Bd. 2 S. 224-226.

Auch von Grauvogls therapeutisches Konzept beruht ganz auf chemischen Überlegungen. Konsequenter Weise empfiehlt er, den Einfluß des Wasser zu mindern. Möglich scheint ihm dies mit Hilfe einer verstärkten Wärmebildung durch Arzneien, welche die Verbindung von Sauerstoff mit Kohlenstoff und Wasserstoff fördern.[55] Solche Qualitäten findet von Grauvogl vor allem im Glaubersalz.[56] In charakteristischen Fallbeispielen gibt er weitere, darüber hinausgehende Empfehlungen. So seien der Aufenthalt am und im Wasser und Nahrungsmittel wie Obst und Fische zu meiden.[57] Welches Gewicht er tatsächlich den Modalitäten bei einer konstitutionellen Diagnose gibt, zeigt sich wiederum in seinen ausführlichen Fallbeispielen. Bei sonst durchaus unterschiedlichen Erkrankungen klagten die meisten Patienten über eine Verschlechterung ihres Befindens bei nassem und kaltem Wetter. Sie frören leicht und neigten zu kalten Händen und Füßen. Die Beschwerden träten periodisch auf, und Bäder verschlechterten den Zustand.[58]

Für die hydrogenoide Konstitution nennt von Grauvogl keine eindeutige Zuordnung zu den Zuständen nach Rademacher. Da er sie jedoch in engen Zusammenhang zur Sykosis stellt, sind die diesbezüglichen Parallelen interessant. So sollen die zwei von ihm postulierten Formen der Sykosis einerseits dem Eisen-Zustand, andererseits dem Natrium nitricum-Zustand entsprechen.[59]

Oxygenoide Konstitution

Die oxygenoide und carbonitrogene Konstitution bilden in der Darstellung von Grauvogls eine Polarität. Beide werden durch das Verhältnis von Sauerstoff auf der einen Seite zu Kohlenstoff und Stickstoff auf der anderen Seite charakterisiert. Der Idealfall bestünde hier in einem ausgewogenen Gleichgewicht. Die oxygenoide Konstitution sei durch ein Überwiegen des Sauerstoffpoles gekennzeichnet. Doch eine hohe Sauerstoffkonzentration allein schädige nicht den Organismus. Diese könne noch durch den Widerstand des Kohlen- und vor allem Stickstoffes aufgefangen werden. Genau dieser Widerstand fehle dann jedoch bei der oxygenoiden Konstitution. Gesteigerte Oxydationsprozesse und damit eine Auszehrung des Organismus mit einem Mangel an "Albuminaten und Fett"[60] seien die Folge. Die Modalitäten spiegelten diesen Zusam-

55 Ebd. Bd. 2 S. 225.
56 Ebd. Bd. 2 S. 239.
57 Ebd. Bd. 2 S. 299-327.
58 Ebd. Bd. 2 S. 299-327.
59 Ebd. Bd. 2 S. 219.
60 Ebd. Bd. 2 S. 227.

menhang wider. Nach von Grauvogls Beobachtung fühlen die Patienten sich in kohlen- und stickstoffhaltiger Luft deutlich wohler, ebenso in Luft, die "mit verbrannten Harzen und Fetten , mit empyrheumatischen Substanzen und dergleichen mehr als gewöhnlich gesättigt"[61] sei. Wetterwechsel, so der Wechsel von Trockenheit zu Regen, oder ein drohendes Gewitter bzw. der Zeitpunkt kurz vor Beginn eines Sturms würden ihnen zu schaffen machen. Setze dann der Regen ein, verbessere sich das Befinden wieder. Überhaupt fühlten sich jene Patienten bei Nebel und kalter Luft am wohlsten. Von Grauvogl versucht diese Phänomene über die meteorologische Beeinflussung der Luftelektrizität zu erklären. Elektrische Spannungen, wie der Rückgang positiver Ladung beim Aufkommen von Regen oder Schneefall, oder jene bei Sturm aufeinanderprallenden unterschiedlich geladenen Luftströmungen belasten seiner Meinung nach Menschen mit einer oxygenoiden Konstitution. Dagegen wirke die im Regenwasser enthaltene Salpetersäure wohltuend.[62] Auch zeigten die häufig ausgezehrten Patienten eine meist große Abneigung gegen Fleisch in der Nahrung. Von Grauvogl führt dies auf eine Verdauungsschwäche insbesondere gegenüber Eiweiß und Fetten zurück. Kohlenhydrate würden besser vertragen.[63]

Ursprung der oxygenoiden Konstitution sei in den meisten Fällen eine über die Pubertät hinaus bestehende und nicht adäquat behandelte hydrogenoide Konstitution.[64] Damit zeigt sich ein weiteres Charakteristikum des Konstitutionsverständnisses von Grauvogls. Bei fehlendem Ausgleich durch eine entsprechende Therapie hält er den Übergang von einer Konstitution in eine andere für möglich.[65] Zum Formenkreis der oxygenoiden Konstitution zählt er unter anderem einige Formen des Rheuma, der Anämie sowie der Hysterie. Weiter nennt er die Neigung zu Entzündungen und Blutungen, Kroup und Influenza. Charakteristisch seien Erkrankungen des Sexualsystems, insbesondere Syphilis.

Damit deutet sich die Nähe der oxygenoiden Konstitution zu dem von Hahnemann beschriebenen syphilitischen Miasma an.[66] Von Grauvogls therapeutische Überlegungen zeigen die Suche nach Substanzen mit der Fähigkeit die Oxydationsprozesse zu dämp-

[61] Ebd. Bd. 2 S. 227.
[62] Ebd. Bd. 2 S. 228. Bezüglich der Bedeutung der Ausführungen von Grauvogls zur Elektrizität vgl. Anm. 54.
[63] Ebd. Bd. 1 S. 227.
[64] Ebd. Bd. 2 S. 226f.
[65] Eine ähnliche Konstitutionsänderung wird für den Übergang von Lymphatismus in Arthritismus beschrieben. Vgl. Kapitel 2.3. und 3.3.
[66] Ebd. Bd. 2 S. 228.

fen. Diese Qualität meint er unter anderem in dem von Rademacher angegebenen Ferrum zu erkennen, wenn dies auch für ihn nicht das Mittel erster Wahl darstellt.[67]

Carbonitrogene Konstitution

Die carbonitrogene Konstitution steht in Polarität zu der oxygenoiden. Das Gleichgewicht zwischen der Wirkung des Sauerstoffs und des Kohlen- und Stickstoffs ist hier nach von Grauvogl zugunsten von Kohlenstoff und Stickstoff verschoben. Erhöhte Retentionsprozesse bilden nach seiner Ansicht das Gemeinsame all jener Krankheiten, welche auf dem Boden dieser Konstitution entstanden sind. Patienten mit carbonitrogener Konstitution fühlen sich im Gegensatz zu denen mit oxygenoider in frischer Luft am wohlsten. Nässe und Kälte würden gut vertragen. Oft beobachtet von Grauvogl eine erhöhte Atem- und Pulsfrequenz, die er als latenten Sauerstoffmangel deutet. Von Grauvogl rückt die carbonitrogene Konstitution in die Nähe der von Hahnemann beschriebenen Psora. Allerdings versteht er die Krätzinfektion mehr als einen Indikator der für die carbonitrogene Konstitution spezifischen Stoffwechsellage, denn als spezifische Ursache des Krankheitskomplexes. Er selbst unterscheidet verschiedene Wurzeln der Konstitution, wovon eine in der Vererbung liege. Aber auch äußeren Einflüssen und bestimmten Erkrankungen schreibt er eine Verschiebung der Stoffwechsellage zu. Anknüpfend an Hahnemann nennt er mangelnde Bewegung und häufige Aufenthalte in schlechter Luft. Lungenerkrankungen und Exantheme schränken seiner Meinung nach die Ausscheidung von Kohlenstoff und Stickstoff in einer Weise ein, die die Ausbildung der carbonitrogenen Konstitution nach sich zöge.[68] Die Erfahrung Hahnemanns, daß die Unterdrückung von Krankheitsprozessen der Haut den verstärkten Ausbruch innerer Erkrankungen provoziere, wird durch von Grauvogl bestätigt. Als Beispiele nennt er "das plötzliche Entstehen tödtlicher Gehirn- und Lungenentzündung, ausgebreiteter Gicht und Wassersucht etc."[69]

Auch die von Hahnemann vorgeschlagene Therapie bestätigt er als hilfreich. Wiederum versucht er die Wirksamkeit biochemisch zu begründen. So verstärke das Hauptmittel der Antipsorika, Sulfur, die Oxydationsprozesse. Indiziert erscheinen ihm auch die Mittel der von Rademacher aufgestellten Kupfer-Reihe. Diesen Mitteln sei gemeinsam, daß sie den Einfluß des Sauerstoffs verstärken oder auch zu einer verstärkten Ausscheidung von Kohlenstoff und Stickstoff führen. Es erscheint wichtig, noch einmal hervor-

---

[67] Ebd. Bd. 2 S. 240.
[68] Ebd. Bd. 2 S. 233.
[69] Ebd. Bd. 2 S. 231.

zuheben, daß von Grauvogl die Heilwirkung also ganz kausal im Sinne eines Antagonismus zur vorliegenden Stoffwechsellage versteht.[70]

Zusammenfassende Tabelle[71]

Von Grauvogl	**Hahnemann**	**Rademacher**
Hydrogenoide K.	Sykosis	Natrium nitricum (Ferrum)
Oxygenoide K.	Syphilis	Ferrum
Carbonitrogene K.	Psora	Cuprum

Zusammenfassung des Konstitutionsverständnisses von Grauvogls

An dieser Stelle soll nun zusammenfassend betrachtet werden, wie von Grauvogl den Konstitutionsbegriff anwendet, da er ihn selbst nicht eigens definiert. In mehrfacher Hinsicht entspricht sein Konstitutionsverständnis der üblichen Begriffsauffassung im 19. Jahrhundert.[72] Dies gilt zunächst für die Frage nach der Ätiologie der Konstitution. Von Grauvogl schreibt ihr zwei Wurzeln zu: einerseits könne sie ererbt sein, andererseits auch neu erworben werden. Sie unterliege vielfältigen Einflüssen (Krankheit, Lebensweise und äußere Einwirkungen). Weiter kann eine Konstitution seiner Auffassung nach sowohl in eine andere übergehen, als auch in deren Kombination auftreten. So bildet der Konstitutionsbegriff für von Grauvogl also keine statisch festgelegte Größe, sondern muß vielmehr dynamisch verstanden werden. Darüber hinaus stimmt von Grauvogl auch in der Charakterisierung der Konstitution mit der gängigen Auffassung überein, indem er sie allein auf die physische Ebene bezieht. Schließlich stellt er die einzelnen Konstitutionen eng in Verbindung zu der für sie spezifischen Erkrankungsdisposition dar. Psychisch-geistige Charakteristiken, wie sie für ein umfassenderes Konstitutionsverständnis gefordert werden müssten, fließen in seine Konstitutionsbeschreibungen quasi nicht mit ein. Von Grauvogl scheint den Konstitutionsbegriff somit im Sinne eines somatischen Partialtypus[73] zu verstehen. Ganz allgemein geht von Grauvogl bei der Charakterisierung der Konstitutionen eher spekulativ vor. Zwar bezieht er genaue Beob-

70 Ebd. Bd. 2 S. 229-237, 239.

71 Die hier wiedergegebenen Parallelen werden durch von Grauvogl zwar immer wieder angedeutet, doch nur im Fall der carbonitrogenen Konstitution ganz klar formuliert.

72 Vgl. hierzu Kapitel 2.2.2.

73 Vgl. Kapitel 2.2.

achtungen in seine Beschreibung mit ein, doch mischen diese sich mit unterschiedlich stark konstruierten Erklärungen.[74] Es ist daher schwer möglich, genau zu erfassen, inwiefern bestimmte Theorien bereits in die Darstellung der rein empirischen Seite einfließen. Ihr Aussagewert ist insofern eingeschränkt. Daß eine solche problematische Durchmischung von Theorie und Erfahrung sehr charakteristisch für naturphilosophische Konzepte ist, wurde bereits erwähnt.

3.2.2 Diskussion der Lehre von Grauvogls im Zusammenhang mit deren Bewertung in der homöopathischen Literatur

Für die jetzt folgende Diskussion der Lehre von Grauvogls erscheint eine Gliederung in zunächst mehr allgemeine und anschließend speziellere Gesichtspunkte sinnvoll.

Allgemeine Bewertung und Einordnung der Lehre von Grauvogls

Die unterschiedliche Rezeption der Lehre von Grauvogls

Schon sehr früh ruft die Lehre von Grauvogls äußerst kontroverse Reaktionen hervor. Die Homöopathen scheiden sich u.a. an der Frage, inwiefern die Suche nach einer wissenschaftlicher Begründung wünschenswert oder rechtmäßig ist. So würdigt Goullon ausdrücklich, daß von Grauvogl der Homöopathie "das Siegel wissenschaftlicher Berechtigung aufgedrückt"[75] habe. Bojanus begrüßt die Erweiterung des empirischen um den wissenschaftlichen Ansatz und beklagt, ebenso wie Mossa[76] und schon früher Aegidi[77], die geringe Rezeption der von Grauvoglschen Lehre im Kreise der Homöopathen.[78] Andere, wie z.B. O. Wislicenus[79], äußern sich dagegen eher kritisch. Insgesamt fällt auf, wie wenig die Lehre von Grauvogls in der homöopathischen Literatur zu seinen Lebzeiten aufgegriffen wird. Erst als Anfang des 20. Jahrhunderts konstitutionelle Denkansätze auch innerhalb der Schulmedizin wichtig werden, setzt eine intensive homöopathische Diskussion ein. Das gespaltene Verhältnis der Homöopathen zur Lehre von Grauvogls, spiegelt die schon früh einsetzende Trennung innerhalb der homöopathi-

---

[74] Vgl. die konstruierende Methode, die zur Aufstellung von Idealtypen gelangt, wie sie im Kapitel 2.1. dargestellt wurde.
[75] GOULLON (1868) S. 49.
[76] MOSSA (1903) S. 17.
[77] AEGIDI (1864) S. 49.
[78] BOJANUS (1895) S. 109.
[79] WISLICENUS (1860) S. 29-31, 37-39.

schen Bewegung in eine einerseits mehr naturwissenschaftlich-kritische und eine andererseits eng an den Grundsätzen Hahnemanns festhaltende klassische Schule wider.[80] Dabei scheint der bewußte Versuch, die Homöopathie auf eine wissenschaftliche Basis stellen zu wollen, hauptsächlich ein Anliegen der naturwissenschaftlich-kritischen Schule zu sein.[81]

Wissenschaftsgeschichtlicher Kontext

Aufschlußreich ist die Einbettung der Lehre von Grauvogls in ihren wissenschaftsgeschichtlichen Kontext. Wolfgang Gerlach spricht in einem 1928 erschienenen Artikel - auf den sich später Leeser[82] und Tischner[83] beziehen - einige dieser Bezüge an. So sieht er hinsichtlich der Begründung der Arzneimittelwirkung und der chemischen Charakterisierung der Konstitutionen Parallelen zu einigen Autoren des 18. und 19. Jahrhunderts. Im 18. Jahrhundert sei es durchaus verbreitet gewesen, Krankheiten durch den Mangel oder Überschuß an Sauerstoff - teils auch in bezug auf Stickstoff, Wasserstoff und Kohlenstoff - zu erklären. Beispielhaft nennt Gerlach Trotter, Beddoes und Reich. Brandes hingegen lege den Krankheiten eine Störung der Verbrennungsprozesse zugrunde. Im 19. Jahrhundert sind es nach Gerlach vor allem die Anschauungen von Reil, Girtanner, Bertele und Baumes, die starke Ähnlichkeiten mit der später entstandenen Theorie von Grauvogls erkennen lassen. Ihren Darstellungen liegen nach Gerlach Ansätze zum chemischen Verständnis von Krankheiten und Arzneiwirkung zugrunde, wobei das Augenmerk den Oxydations- und Reduktionsprozessen sowie der Betrachtung der Rolle der chemischen Grundbestandteile des Organismus gilt. In diesem Zusammenhang erwähnt Gerlach nicht zuletzt auch Friedrich Wilhelm Schelling, dessen Lehre auf die vier Grundstoffe - Kohlenstoff, Wasserstoff, Sauerstoff und Stickstoff -aufbaut.[84] Bezeichnenderweise gehört ein Teil der von Gerlach zitierten Autoren, ohne daß er explizit darauf hinweist, der naturphilosophischen Schule an. Allen voran ist hier Schelling, der eigentliche Inspirator dieser Bewegung, zu nennen.[85] Bertele wird von Hirschfeld und Tischner in denselben Kontext gestellt.[86] Auch Reil gehört nach Hirschfeld der naturphi-

---

80 Vgl. zur Ausbreitung der Homöopathie im 19. Jahrhundert: TISCHNER (1950) S. 116-152, 164-189. LESCHINSKY-MEHRL (1988).

81 Vgl. hierzu auch Kapitel 3.3.

82 LEESER (1930-31) S. 589. LEESER (1933) S. 38.

83 Auch er nennt Baumes, Bertele und Reil als Befruchter der Thesen Grauvogls. TISCHNER (1950) S. 171.

84 GERLACH (1928) bes. S. 38-41.

85 Vgl. HIRSCHFELD (1930) S. 1 ff. ROTHSCHUH (1978) S. 388-396.

86 HIRSCHFELD (1930) S. 29, 43. TISCHNER (1937) S. 8f.

losophischen Schule an.[87] Über die Angaben Gerlachs hinaus wird aus Rothschuhs Schilderung der Naturphilosophie deutlich, daß sich auch Dietrich Georg Kieser, als einer ihrer bedeutensten Vertreter, in seinem therapeutischen Konzept grundlegend auf die Wirkung von Sauerstoff, Kohlenstoff, Wasserstoff und Stickstoff bezieht.[88] Der von Gerlach zitierte Baumes gehört nicht der Strömung der Naturphilosophie an. Auch seine Lehre beruht, wie die von Grauvogls, auf einem iatrochemischen Konzept. Zwischen beiden Lehren fallen etliche Parallelen auf[89], so daß anzunehmen ist, daß von Grauvogl sich sehr an Baumes Anschauungen angelehnt hat.[90]

Von Grauvogl als Begründer der Homöopathischen Konstitutionslehre

Unumstritten wird von Grauvogl eine zentrale Rolle bei der Etablierung der homöopathischen Konstitutionslehre zugesprochen. Nur wenige Homöopathen, wie z.B. Haehl[91], sehen in Hahnemann den Begründer. Die meisten weisen von Grauvogl diese Rolle zu und betrachten Hahnemann ebenso wie Rademacher lediglich als Wegbereiter. Leeser, Savelsberg, Assmann, Münch, Mössinger, Gawlik erkennen, daß von Grauvogl die Hahnemannsche Lehre dabei zwar aufgreift, allerdings auch umdeutet.[92] Eine ähnliche Bewertung vollzieht E. Scheidegger. Auch er erkennt in Hahnemanns Werk zwar gewisse Grundlagen zur Konstitutionslehre, die von Hahnemann selbst als solche allerdings nicht erkannt und nicht ausgeführt würden. Von Grauvogl kommt seiner Einschätzung nach das entscheidende Verdienst zu, dem konstitutionellen Denken in der Homöopathie breiteren Boden verschafft zu haben.[93] Auch Tischner und Beuchelt messen der von Grauvoglschen Lehre die Bedeutung zu, maßgeblich auf das konstitutionelle Denken in der Homöopathie gewirkt zu haben.[94] Jedoch überschreitet diese nach Tischner - wie noch zu zeigen sein wird - die Grenzen der eigentlich homöopathischen Lehre.[95]

---

87 HIRSCHFELD (1930) S. 31, 35.

88 ROTHSCHUH (1978) S. 409-415.

89 Baumes unterschied nach K.E. Rothschuh folgende Krankheitsbilder: Calorinesen (Übermaß oder Mangel an Wärmestoff), Oxygenesen (Übermaß oder Mangel an Sauerstoff), Hydrogenesen (Übermaß oder Mangel an Wasserstoff), Azotenesen (Übermaß oder Mangel an Stickstoff) und Phosphorenesen (Übermaß oder Mangel an Phosphor). ROTHSCHUH (1978) S. 289.

90 Vgl. ROTHSCHUH (1978) S. 285-290.

91 HAEHL (1941)b bes. S. 179, 184f. HAEHL (1943) bes. S. 63, 66.

92 ASSMANN (1934) S. 211. GAWLIK (1990) S. 13. LEESER S. 589. LEESER (1963) S. 442. MÖSSINGER (1970) S. 149. MÜNCH (1967) S. 549. SAVELSBERG (1943) S. 72f. Vgl. Kapitel 3.1.

93 SCHEIDEGGER (1928) S. 269-271. SCHEIDEGGER (1929) S. 310.

94 BEUCHELT (1980) S. 23. TISCHNER (1950) S. 171.

95 TISCHNER (1950) S. 171.

Spezielle Diskussionspunkte

Gültigkeit des Simile-Prinzips - Grenzen der homöopathischen Lehre

Die Diskussion der Lehre von Grauvogls innerhalb der homöopathischen Literatur kreist immer wieder um dieselben Punkte. Den größten Widerspruch erregt sein Versuch, die Wirkung der homöopathischen Arzneien chemisch zu begründen. Da er dadurch sowohl die Wirkung als auch die Indikation der Arzneien kausal ableitet, wird die Gültigkeit des Simile-Prinzips in Frage gestellt. Bereits die erste Publikation der Lehre von Grauvogls 1860 zog Kritik nach sich. O. Wislicenus wirft ihm vor, seine Arzneiverordnungen, gänzlich unhomöopathisch, im Sinne eines quantitativen Stoffersatzes zu treffen. Wirksam sei seine Therapie nur dadurch, daß die nach seinen Prinzipien ausgewählten Arzneien tatsächlich - sozusagen zufällig - auch nach dem Simile-Gesetz indiziert gewesen seien.[96] Interessanterweise liegt aber eine Erwiderung von Grauvogls auf diesen Vorwurf vor, in welcher er sich eindeutig zur Gültigkeit des Simile-Gesetzes bekennt. Er betont, daß die Heilmittelindikation nur in dem "Simile" läge. Auch von dem Vorwurf, nach einem quantitativen Stoffersatz zu suchen, distanziert er sich. Es sei allerdings sein Anliegen, die Wirkung der homöopathischen Arzneien durch die physiologisch-chemischen Erkenntnisse der Allopathie zu bestätigen. Immer wieder formuliert er seine zentrale Motivation, das verbindende Element zwischen der Allopathie, der Schule Rademachers und der Homöopathie aufzeigen zu wollen.[97] Emil Schlegel beleuchtet in einem 1876 erschienen Artikel ausführlich gerade diesen Ansatz. Dabei bezweifelt er die These von Grauvogls, daß die Arzneimittelwahl ob nach kausalen Gesichtspunkten oder nach dem Simile-Prinzip zu gleichen Ergebnissen führen müsse. Hierzu beruft er sich auf das typische Charakteristikum des Simile-Gesetzes. Im Widerspruch zu diesem begründe von Grauvogl die Arzneimittelindikation über ihre chemische Gegensätzlichkeit zu der vorliegenden Konstitution. Dabei führe er die Wirkung also auf das "Contrarium" und gerade nicht auf das "Simile" zurück. Wie dasselbe Mittel einmal die Symptome erzeugen und im Krankheitsfalle dagegen beheben solle, bliebe auch bei von Grauvogl offen. Daß die durch von Grauvogl getroffene Einteilung der Arzneimittel zu drei Konstitutionen trotzdem weitgehend stimmig sei, rührt für Schlegel daher, daß von Grauvogl sich letzlich doch auf das Ähnlichkeitsgesetz gestützt habe. Die grundsätzliche Möglichkeit einer entsprechenden chemischen Begründung habe er einfach postuliert, ohne sie in jedem Einzelfall konkret aufzuführen. Eine der wenigen Ausnahmen

---

96 WISLICENUS (1860) S. 29-31, 37-39.
97 GRAUVOGL (1860) S. 59-62, 67-69.

sieht Schlegel in der Einordnung des Ozon- und Antozonwassers, die ganz auf dem chemischen Gegensatz beruhe. Allerdings berichte von Grauvogl in seinem Lehrbuch über nicht einen Fall, in welchem er dieses therapeutisch eingesetzt habe. Als einzigen weiteren Kritikpunkt an der Einteilung von Grauvogls nennt Schlegel die Indikation von Graphit für die oxygenoide statt für die carbonitrogene Konstitution. Er schreibt:

> "Nur da wo der chemische Charakter einer Substanz allzu verführerisch zum Contrarium hinzog, hat sich v. Grauvogl verleiten lassen, seiner Theorie zu Liebe unhomöopathisch zu classificiren."[98]

Ebenso wie Schlegel beklagen auch Leeser und Assmann, daß von Grauvogls Mittelzuordnungen teilweise falsch seien.[99] Im Gegensatz zu Schlegel, der eine gleichzeitige Verordnung nach dem "Simile" und dem "Contrarium" nicht für denkbar hält, bezieht sich Mossa ganz auf die Theorie von Grauvogls. Er geht mit ihm konform, indem er das Ähnlichkeitsgesetz nur auf die Indikation, die Wirkung aber auf das "Contrarium" bezieht.[100] Auf den oben zitierten grundlegenden Artikel Schlegels nehmen mehrere Homöopathen Bezug, unter ihnen auch Gerlach und Leeser. Ersterer stimmt Schlegel zu, daß von Grauvogl wohl die Gültigkeit des Simile-Gesetzes respektiere, aber in seinen von kausalen Gesichtspunkten getragenen Arzneimittelindikationen die Grenzen der homöopathischen Therorie doch überschreite. Gerlach geht sogar soweit, von Grauvogl mechanistische Gedankengänge vorzuwerfen. Allerdings erkennt er doch dessen therapeutische Erfolge an, ebenso wie ihm auch das grundsätzliche Anliegen, die Konstitutionslehre chemisch zu fundieren, berechtigt erscheint.[101] Eine ähnliche Stellung zu von Grauvogl bezieht auch Leeser, der wie Haehl die Zuordnung von Arzneimitteln zu einzelnen Konstitutionen auf der Basis des chemischen Gegensatzes für einen Widerspruch zu den Prinzipien der Homöopathie hält.[102] Weiter erscheint beiden, wie auch Stiegele, Ederle und Bloß die Art der chemischen Begründung als lückenhaft und teilweise falsch.[103] Leeser kritisiert z.B. die chemische Begründung der Therapie der hydrogenoiden Konstitution folgendermaßen:

> "für die hydrogenoide Konstituion führt er in erster Linie Alkalisalze an. Die Begründung, daß sie die Einwirkung des Sauerstoffs wesentlich befördern, ist nicht stichhaltig; ja man kann eher sagen, daß die Alkalien (abgesehen

98 SCHLEGEL (1876) S. 61. Vgl. auch S. 48-61.
99 ASSMANN (1934) S. 212. LEESER (1933) S. 40-42.
100 MOSSA (1903) S. 17-19.
101 GERLACH (1928) S. 41.
102 HAEHL (1941)a S. 246. HAEHL (1941)b S. 181. HAEHL (1943) S. 66. LEESER (1930-31) S. 590, 604-605. LEESER (1933) S. 39.
103 BLOSS (1951) S. 51. EDERLE (1922) S. 107. HAEHL (1941)a S. 246. HAEHL (1943) S. 65f. LEESER (1930-31) S. 589-592, 595. LEESER (1933) S. 39-42. STIEGELE (1905) S. 197.

> von ihren Arzneiwirkungsbildern) theoretisch bei der hydrogenoiden Konstitution deswegen geeignet erscheinen, weil sie Wasser anziehen und zwar dorthin, wo sie sich befinden."[104]

Doch gerade Leeser kann in der chemischen Charakterisierung der Konstitutionen, wie dies in obigem Zitat bereits anklingt, auch einen wertvollen Ansatzpunkt erkennen.[105] Er selbst versucht eine Einteilung anhand des Periodensystems der Elemente, welche später von Haehl[106] aufgegriffen wird.

Wesentlich weniger differenziert spricht Savelsberg von Grauvogl die Arzneimittelwahl nach dem "Simile" ab, ohne dessen Aussagen näher zu prüfen. Nach seiner Meinung richtet sich von Grauvogl ausschließlich nach dem chemischen Gegensatz und bewegt sich damit deutlich außerhalb der homöopathischen Lehre.[107] Tischner hingegen erkennt zwar, daß von Grauvogl für die Arzneimittelwahl neben chemischen Gesichtspunkten auch auf Arzneiprüfungssymptome und therapeutische Erfahrungen zurückgreift, insgesamt kommt er aber zu dem Schluß - und darin stimmt ihm Gawlik zu[108] - , daß die Lehre von Grauvogls letzlich die Grenzen der Homöopathie überschreite, da die Arzneimittelwahl nach dem "Simile" und nach chemischen Gesichtspunkten sich nur zufällig deckten.[109]

An diesem Diskussionspunkt zeigen sich sehr interessante Gegensätze. Die zitierten Homöopathen spalten sich einerseits an der Frage, welchen Prinzipien von Grauvogl selbst nun wirklich folgt, und andererseits an der Überlegung, inwiefern über das Simile-Gesetz hinausgehende Prinzipien in die Homöopathie miteinbezogen werden dürfen. Dabei ist insbesondere die Bewertung chemischer Gesichtspunkte aufschlußreich. Während manche Autoren derartige Überlegungen schnell als in Frage Stellen des Simile-Gesetzes auffassen, halten andere - wie z.B. Gerlach und Leeser - eine Synthese durchaus für möglich. Gerade eine derartige Suche nach einer Verbindung der homöopathischen Lehre mit naturwissenschaftlichen Erkenntnissen bildet ein Charakteristikum der naturwissenschaftlich-kritischen Schule. So ist zu vermuten, daß jene Homöopathen, welche die Lehre von Grauvogls als Bereicherung empfinden, genau diesem Ansatz näher stehen.

---

104 LEESER (1930-31) S. 590.

105 LEESER (1928-29) S. 164. LEESER (1930-31) S. 593. LEESER (1933) S. 42. Vgl. auch Kapitel 3.3.

106 HAEHL (1941)b S. 184f. HAEHL (1943) S. 65.

107 SAVELSBERG (1943) S. 73.

108 GAWLIK (1990) S. 13.

109 TISCHNER (1950) S. 171. Im Original gesperrt: "Grauvogls".

Konstitutionelle Gliederung

Nicht alle Elemente der Lehre von Grauvogls sind derartig umstritten. Von den meisten Autoren, die sich auf von Grauvogl beziehen, wird die grobe Charakterisierung der drei Konstitutionen übernommen. Viele schätzen die dadurch entstehende Übersicht.[110] Haehl, Leeser und Tischner bestätigen insbesondere, daß die Art der Gliederung der Konstitutionen und auch der Arzneien tatsächlich weitgehend der Wirklichkeit gerecht würde.[111] Stiegele und Kirn schätzen vor allem den praktisch therapeutischen Vorteil einer solchen Gliederung.[112] Die Kenntnis der Konstitutionen erleichtert es, nach der Erfahrung Kirns, die teils verwirrende Symptomatik auch in ihrer Entwicklung besser zu verstehen und eine klarere Linie in der Therapie zu erreichen.[113] Heuser und Bojanus heben insbesondere die Erleichterung der "Simile"-Findung durch Zuhilfenahme konstitutionellen Denkens hervor.[114]

Bedeutung der Modalitäten

Eine besondere Bedeutung erhält die Charakterisierung der Konstitutionen durch die Modalitäten. Es wird von Grauvogl von einigen Homöopathen - insbesondere von Leeser, Haehl und Assmann - als großes Verdienst zugeschrieben, die schon bei Hahnemann vorhandenen Ansätze weiter ausgebaut und die unterschiedliche Reaktion auf begleitende Umstände zur konstitutionellen Charakterisierung herangezogen zu haben.[115] Leeser hebt besonders hervor, daß von Grauvogl die innere Verwandtschaft des "genius epidemicus", wie Rademacher ihn einführt, zu den von Hahnemann beschriebenen begleitenden Umständen erkannt habe.[116] Während Rademacher vor allem die gemeinsame Charakteristik zeitgleich auftretender Krankheiten beobachtete, beschrieb die Abhängigkeiten des Befindens des einzelnen von äußeren Bedingungen.

---

110 BOJANUS (1895) S. 109. HEUSER (1888) S. 154. LEESER (1928-29) S. 163f.

111 HAEHL (1943) S. 66. LEESER (1928-29) S. 163f. LEESER (1930-31) S. 592f. LEESER (1933) S. 42. TISCHNER (1950) S. 171

112 KIRN (1905) S. 65. STIEGELE (1905) S. 188.

113 KIRN (1905) S. 65.

114 BOJANUS (1895) S. 109. HEUSER (1888) S. 154.

115 ASSMANN (1934) S. 212f. HAEHL (1941)a S. 246. HAEHL (1941)b S. 180. HAEHL (1943) S. 65f. LEESER (1928) S. 22. LEESER (1928-29) S. 164. LEESER (1930-31) S. 587-593, 595.

116 LEESER (1930-31) S. 587.

3.3 Die Verbindung der Homöopathie zu schulmedizinischen Konstitutionstypen

Trotz der entscheidenden Befruchtung der homöopathischen Konstitutionslehre durch von Grauvogl zu einer Zeit, bevor diese Thematik in der Schulmedizin in größerem Umfang relevant wurde, tritt auch in der Homöopathie der konstitutionelle Ansatz gegen Ende des 19. Jahrhunderts ganz entsprechend der Zeitströmung zunächst wieder in den Hintergrund. Deutlichen Aufschwung erfährt sie erst wieder parallel zu der Entwicklung der modernen Konstitutionslehre in der Schulmedizin. Mit diesem Neubeginn ganzheitlicher Betrachtungsweise tritt eine Periode ein, die eine Annäherung zwischen Schulmedizin und Homöopathie erheblich erleichtert.

3.3.1 Gründe für die starke Rezeption schulmedizinischer Konstitutionslehren in der Homöopathie

Zunächst sollen die Gründe näher betrachtet werden, welche die Verbindung schulmedizinischer und homöopathischer Lehre, wie sie insbesondere für die naturwissenschaftlich-kritische Schule typisch ist, förderten.

Die Stellung zur Bakteriologie

In diesem Zusammenhang ist u.a. die Relativierung des Stellenwertes der Bakteriologie zu nennen, die als Indikator für eine ähnliche Einschätzung des Verhältnisses von äußeren zu inneren Krankheitsursachen gelten kann.[1] So publiziert Haehl 1909 einen Artikel, in dem er sich speziell mit dieser Thematik befaßt und gerade die Bedeutung der Krankheitsdisposition gegenüber den Erregern hervorhebt, die bis dahin als alleinige Krankheitsursache betrachtet worden seien. Um seine Thesen zu stützen, bezieht er sich auf den Internisten Rosenbach und den Bakteriologen Hüppe, die beide die Bedeutung der Erreger gegenüber der Disposition in den Hintergrund stellen.[2] Auch Grubel zitiert Hüppe und unterstreicht dessen Auffassung, daß den Bakterien lediglich die Rolle der Krankheitsauslöser zukomme, die eigentliche Ursache aber in der Disposition liege.[3] Ebenso sei noch auf den Standpunkt Mengs hingewiesen, der das Wiederaufkommen

1 Vgl. Kapitel 2.3.4.
2 HAEHL (1909) S. 121, 143. Vgl. auch Kapitel 2.3.4.
3 GRUBEL (1904) S. 85ff.

konstitutioneller Betrachtung ebenfalls begrüßt, nachdem vorher vor allem bakteriologische Forschungsergebnisse berücksichtigt worden seien.[4]

Der Einfluss der Konstitutionstypen auf die Wirkung homöopathischer Heilmittel

Neben ähnlicher Beurteilung allgemeiner Fragen sind es auch speziellere Gesichtspunkte der homöopathischen Lehre und Praxis, die einige Homöopathen darin bestärken, den Anschluß an die neue, konstitutionelle schulmedizinische Lehre zu suchen. So berichten viele praktisch Tätige, daß sich sowohl in der Prüfung homöopathischer Arzneimittel an gesunden Probanden und nicht weniger in der Therapie Kranker immer wieder bestätige, wie unterschiedlich die Empfänglichkeit des einzelnen gegenüber den Arzneimitteln sei. Schon im 19. Jahrhundert wird auf derartige Erfahrungen hingewiesen. So berichtet Hartlaub, daß je nach Disposition die Empfänglichkeit gegenüber Arzneien variiere. Dies sei ein Grund dafür, sie immer an mehreren Personen zu prüfen.[5] Schlegel dagegen bezieht einen ähnlichen Zusammenhang ganz allgemein auf die "Körperkonstitution", wonach manche "Körperkonstitutionen" durch einige Heilmittel besonders gut zu beeinflussen seien.[6] Auch Saller beobachtet, daß die gleiche Arzneigabe bei verschiedenen Personen zu ganz unterschiedlichen, teilweise sogar gegensätzlichen Symptomen führen könne.[7] Hingegen erkennt Leeser die konstitutionelle Beeinflussung der Arzneimittelwirkung in einem weiteren Phänomen. Seiner Erfahrung nach reagieren Menschen unterschiedlicher Kontitution bei Arzneimittel-Prüfungen sehr verschieden sensibel.[8] Diese Beobachtung bestätigt auch Savelsberg, doch bemerkt er einen ähnlichen Unterschied ebenso in der Therapie Kranker. Gerade hier zeigt sich ihm, daß Menschen bestimmter Konstitutionstypen eine besondere Affinität zu einzelnen homöopathischen Arzneimitteln haben.[9] Diese je nach Konstitution und Temperament differierende Sensibilität beschreiben unter anderem auch Ortloff und Gawlik.[10] Assmann kommt letztlich zu dem Schluß, daß die Verknüpfung von Prüfungssymptomatik und einem bestimmten Körperbautyp zum homöopathischen Arzneimittelbild langjähriger Erfahrung zu verdanken

---

4 MENG (1922) S. 57.
5 HARTLAUB (1834) S. 48ff.
6 SCHLEGEL (1883) S. 25.
7 SALLER (1947) S. 189. Vgl. eine ähnliche Äußerung Folkerts. FOLKERT (1967) S. 264.
8 Leeser beobachtet diese Phänomene sowohl bei organspezifischen Symptomen - wie z.B. des Harnsystems gegenüber Cantharis - als auch allgemeinen. LEESER (1928/29) S. 161. LEESER (1933) S. 20.
9 SAVELSBERG (1943) S. 76.
10 GAWLIK (1982) S. 173. ORTLOFF (1959) S. 394.

sei.[11] Auch Haehl weist auf das Phänomen hin, daß Menschen mit einer besonderen Sensibilität gegenüber einem bestimmten Mittel meist in ihrer Körperbaucharakteristik übereinstimmten. So definiert er den homöopathischen Konstitutionstyp als "Korrelationsbegriff", der "die Beziehungen zwischen dem durch die Arzneimittelprüfung am gesunden Menschen genommenen Arzneireaktionstypus und dem rein empirisch aufgestellten Körperbautyp"[12] herstellt.[13] Einen weiteren Aspekt nennt Quilisch. Er interpretiert eine solche Empfindlichkeit bei einer Arzneimittelprüfung bereits als Zeichen für eine ganz spezielle konstitutionelle Schwäche, wofür nun gerade dieses Mittel auch indiziert sei.[14]

Therapeutische Vorteile der Rezeption konstitutioneller Gesichtspunkte

Die Übereinstimmungen der homöopathischen Therapie mit der schulmedizinischen Konstitutionslehre erhält dadurch noch mehr Gewicht, daß sich ihre Verbindung gerade in der therapeutischen Praxis entscheidend bewährt. So hält Leeser es für unabdingbar, die Konstitution[15] maßgeblich in die Arzneimittelwahl miteinzubeziehen. Nur dadurch könne die Therapie optimal an die Individualität des einzelnen angepaßt werden.[16] Ähnlich betont auch Gescher, daß gerade die konstitutionellen Symptome zur spezifischen Therapie führen würden. Dabei erscheinen ihm all jene Symptome als konstitutionell, die von der regelmäßig auftretenden Symptomatik einer bestimmten Krankheit abweichen.[17]

Einen weiteren Aspekt hebt Beuchelt hervor. Ihm ist die Physiognomie als konstitutionelles Zeichen eine entscheidende Hilfe bei der Simile-Wahl.[18] Auch Ortloff würdigt die

---

11 ASSMANN (1934) S. 213. Vgl. auch STOCKEBRANDT (1955) S. 115.

12 HAEHL (1943) S. 67.

13 HAEHL (1943) S. 63, 67. Den nächsten naheliegenden Schritt geht Mössinger. Er befürwortet konsequenterweise eine Arzneimittelprüfung, die konstitutionelle Gesichtspunkte miteinbezieht. Vor der Prüfung solle jeweils die spezielle Konstitution erfaßt werden. MÖSSINGER (1956) S. 493f. Vgl. auch MÖSSINGER (1970).

14 QUILISCH (1949) S. 225.

15 Leeser propagiert "einen dynamischen, klinischen Konstitutionsbegriff, in dem schon die Tendenz der Abweichung, der Störung der Körperverfassung in bestimmter Richtung zum Ausdruck kommt, in den die Begriffe der Diathese und Disposition einbezogen sind". (LEESER (1933) S. 21f.) Dabei resultiert die Konstitution seiner Meinung nach nicht nur aus der genetischen Anlage, sondern zum erheblichen Teil auch aus späteren Einflüssen. Dieses dynamische und sehr auf die Erkrankungsdispostion ausgerichtete Konstitutionsverständnis kommt auch an weiteren Stellen zum Ausdruck. Vgl. LEESER (1927) S. 52f. LEESER (1933) S. 43. LEESER (1963) S. 300f., 435.

16 LEESER (1927) S. 141.

17 GESCHER (1948) S. 23f.

18 BEUCHELT (1983) S. 48ff.

große Bedeutung der Konstitution , die er als "Gesamthabitus"[19] beschreibt. Werde diese individuelle Charakteristik miteinbezogen, sei die Zusammenschau der übrigen Symptome zu einer Arzneimitteldiagnose entscheidend erleichert.[20] Schließlich beurteilt Buchmann die Konstitution als "Fährte"[21] für die Arzneimittelwahl.[22]

Auch wenn all diese Standpunkte sehr ähnlich klingen, muß beachtet werden, daß die einzelnen Autoren jeweils ein verschiedenes Konstitutionsverständnis zugrunde legen. Das Spektrum reicht von der äußerlich erkennbaren Konstitution im Sinne der Physiognomik bis zu Einzel-Symptomen, die als typisch, bzw. konstitutionell empfunden werden.[23]

Mehrere Homöopathen heben in diesem Zusammenhang eine weitere Besonderheit der Homöopathie hervor. Über den Vergleich mit Arzneimittel-Typen münde konstitutionelle Betrachtung in der Homöopathie sogleich in die Therapie. Auf diese konkrete Verbindung von Konstitutionstypen zu einzelnen Arzneimittel-Typen weist z.B. Donner hin.[24] Savelsberg kritisiert, daß die schulmedizinische Konstitutionslehre trotz all ihrer Er-

---

19 ORTLOFF (1959) S. 480. Ortloff definiert in dem hier zitierten Artikel zwar nicht was er selbst unter Konstitution oder Gesamthabitus versteht, nimmt aber in seinen Arzneimitteldarstellungen auf sehr unterschiedliche Konstitutionstypen Bezug. Daraus entsteht der Eindruck, daß er unter Konstitution die körperliche und psychische Charakteristik zusammenfaßt.

20 ORTLOFF (1959) S. 479f.

21 BUCHMANN (1979) S. 181.

22 Zur Definition des Konstitutionsbegriffes bezieht er sich auf Dorcsi, der die Konstitution als angeborene und erworbene psycho-physische Einheit begreift, die in der spezifischen Reaktionsweise eines Menschen zum Ausdruck kommt. BUCHMANN (1979) S. 178ff. Vgl. DORCSI (1982)b S. 27.

23 Wie auch schon in der Diskussion der Lehren Hahnemanns und von Grauvogls deutlich wurde, bleiben diese Anschauungen nicht unwidersprochen. Beispielhaft seien hier die Standpunkte von Kellers und Eichelbergers wiedergegeben. Von Keller verdeutlicht in einem Artikel zu Ignatia, daß dessen Indikation nicht unbedingt an die Symptome gebunden sei, die als typisch für einen sogenannten Ignatia-Typ beschrieben würden. Er leugnet nicht, daß es eine solche tpyische, insbesondere psychische Charakteristik gibt, wie sie auch Hahnemann schon beschreibt, doch sei sie nicht zur Bedingung zu machen. Es ist ihm wichtig, auf seine Erfahrung hinzuweisen, nach der viel häufiger einzelne Symptome zur Arzneimittelindikation führen, als die Wahrnehmung einer bestimmten Konstitution, seien es nun körperliche Charakteristik, Temperament oder das was als Arzneimittel-Typ bezeichnet würde. Dies gilt für ihn umso mehr, als ein Mensch mit einer bestimmten Konstitution an jeweils verschiedenen Krankheiten erkranken könne. Er formuliert prägnant: "Nicht die Konstitution indiziert das Heilmittel, sondern die Krankheit." (KELLER (1982) S. 5.) Eichelberger übt eine ganz ähnliche Kritik, wie bereits im Kapitel 3.1.3. angedeutet wurde. Auch er erkennt die Existenz sogenannter Arzneimittel-Typen an, doch legt er großen Wert darauf, die Arzneimittelindikation an den momentanen Symptomen und nicht ausschließlich an dem Typ zu orientieren. EICHELBERGER (1983) S. 171ff. KELLER (1982) S. 5. KELLER (1982) S. 3-13.

24 Donner betont gleichzeitig die Notwendigkeit, diese Beziehung weiter zu untersuchen. DONNER (1937) S. 783. Vgl. hierzu auch BEUCHELT (1954) S. 300. Diese Verbindung von konstitutioneller Betrachtung und Arzneimittel-Typ kommentiert Leeser wie folgt:
"Die ursprünglich praktisch-therapeutische Betrachtung wird zum fruchtbaren Erkenntnis- und Einteilungsprinzip für Konstitutionen." LEESER (1933) S. 21. Im Original kursiv.

kenntnisse im Gegensatz zur Homöopathie wenig therapeutische Möglichkeiten habe.[25] Einen ähnlichen Standpunkt vertritt auch Haehl. Zwar würdigt er die theoretischen Ergebnisse der schulmedizinischen Konstitutionsforschung, doch vermißt er, wie auch Münch, entsprechende Konsequenzen für die Therapie, wie sie der Homöopathie wesensimmanent seien.[26]

3.3.2 Darstellung und Ergänzung schulmedizinischer Typenlehren in der homöopathischen Literatur

Nachdem nun die Gründe für eine Verbindung typologischer schulmedizinischer und homöopathischer Lehre näher betrachtet wurden, soll im folgenden diese Verbindung selbst untersucht werden. Dabei ist die Frage zu stellen, welche schulmedizinischen Typenlehren in die Homöopathie Eingang finden, wie sie von den Homöopathen rezipiert bzw. weiterentwickelt und ergänzt werden.

Im Kapitel 2.3. wurden die Typen danach eingeteilt, welche Kriterien an die Konstitution angelegt werden. Daraus ergab sich eine Gliederung in vorwiegend durch Krankheitsdisposition oder Körperbau charakterisierte Typen sowie weitere, bei welchen funktionelle, endokrinologische oder psychologische Aspekte im Vordergrund stehen. Auch hier wird diese Gliederung beibehalten, wobei typologische Betrachtungen des Alters und der Rasse hinzugenommen werden.

Durch die Disposition charakterisierte Typen

Für die weitere Untersuchung dessen, wie schulmedizinisches Gedankengut in die homöopathische Lehre aufgenommen wird, sind insbesondere drei Dispositionstypen relevant: der Lymphatismus, der Arthritismus und die Neuropathie. Während die beiden erstgenannten hier betrachtet werden sollen, wird die Neuropathie unter den funktionell charakterisierten Typen besprochen werden.

---

25 SAVELSBERG (1943) S. 74.
26 HAEHL S. 63. MÜNCH (1967) S. 549.

Der Lymphatismus

Der Lymphatismus steht im Umfeld einiger verwandter Begriffe. Als synonym kann die lymphatische Diathese bezeichnet werden, während das Verhältnis zur exsudativen Diathese, Skrofulose und der Disposition zur Tuberkulose unterschiedlich beurteilt wird.[27] So spricht Stauffer zwar von der lymphatischen Konstitution, faßt die oben genannten Dispositionen aber als eine Einheit auf.[28] Die Organsysteme, die nach Stauffer bei der lymphatischen Konstitution einer besonderen Krankheitsdisposition unterliegen, lassen sich grob in vier unterschiedliche Bereiche gliedern. Allen voran ist das lymphatische System zu nennen. Weiter bestehe ein besonderer Bezug zu Haut, Schleimhäuten und serösen Häuten. So neige die Haut zu Intertrigo und Ekzemen. Für die Schleimhäute beschreibt Stauffer eine beondere Anfälligkeit des Hals-Nasen-Rachen-Raumes sowie der Augen und Ohren. Den dritten Bereich bilden Knochen und Gelenke einschließlich des Periostes. Auch sie tendieren nach Stauffer zu Entzündungen und Exsudaten. In denselben Zusammenhang gehören schließlich auch Erkrankungen des Blutes. Insbesondere Mädchen mit lymphatischer Konstitution zeigten während des Wachstums eine besondere Disposition zur Anämie. Gemeinsam sei all diesen Erkrankungen, daß sie bevorzugt im Kindesalter auftreten, zu dem die lymphatische Konstitution eine ganz besondere Beziehung in sich trage.[29] Ebenso wie Stauffer[30] betont auch Meng, daß die lymphatische Konstitution[31] zwar zur Krankheit disponiere, aber keinesfalls mit einer manifesten Krankheit zu identifizieren sei. Er beschreibt die entsprechenden Kinder körperlich als blaß, mit schlaffem Gewebe und schlaffer Muskulatur. Sie kühlen leicht aus. Ihr Temperament sei phlegmatisch. Auch Meng schildert wieder Symptome, die sich grob in solche der Haut und Schleimhäute sowie des Lymphsystems gliedern lassen. Als Hauptsymptome nennt er die Anfälligkeit für Hautausschläge wie "Nesselsucht", "Gneis", und "Milchschorf". Die Schleimhäute neigen seiner Erfahrung nach zu "Katarrhen", weiter bestehe eine Disposition zu Husten, Schnupfen, Asthma bronchiale und auch Bindehautentzündung. An Symptomen führt er die Skrofulose und spezieller

27 Vgl. hierzu auch Kapitel 2.3.4.

28 So spricht er von der lymphatischen, skrofulösen und tuberkulösen Konstitution, wobei interessant ist, daß er sie jeweils als Konstitutionen benennt. Dies entspricht seinem sehr an der Krankheitsdisposition orientierten Konstitutionsverständnis. Dabei legt er gleichzeitig großen Wert darauf, solch eine Anlage - die sowohl angeboren als auch erworben sein könne - von der eigentlichen Krankheit abzugrenzen. STAUFFER (1924) S. 12ff.

29 In ähnlicher Weise schildert Stauffer den Übergang des Lymphatismus des Kindesalters in die spätere gemischte, dyskrasische Konstitution. Eine genauere Ausführung folgt. STAUFFER (1924) S. 13.

30 STAUFFER (1924) S. 34.

31 Auch Mengs Konstitutionsverständnis ist stark durch die Krankheitsdisposition geprägt. So bespricht er in einem Artikel "Moderne Konstitutionsbegriffe im Lichte der Homöopathie" drei spezifische Dispositionen - den Lymphatismus, den Arthritismus und die Neuropathie - und benennt sie jeweils als Konstitutionen. MENG (1919) S. 3ff.

die Neigung zu Drüsenschwellung von Hals, Nase und Rachen auf. Charakteristisch sei ferner auch eine große Variabilität der Symptomatik.[32] Saller differenziert im Gegensatz zu Stauffer und Meng die exsudative und die lymphatische Diathese. Während erstere eine stärkere Affinität zu Haut und Schleimhäuten zeige, bestünde diese für letztere vor allem zum Lymphsystem. Ähnlich wie Stauffer nennt er nun allerdings ausschließlich für die exsudative Diathese die Neigung zu stark exsudativen Entzündungen von Haut und Schleimhäuten, wobei seiner Beobachtung nach schon kleinste Reize zu solch einer Reaktion ausreichen. Charakteristisch für die lymphatische Diathese dagegen sei die auffallend starke Proliferation des lymphatischen Gewebes. Interessant ist weiter, daß beide Diathesen seiner Meinung nach sowohl zusammen, wie auch getrennt auftreten können.[33] Auch Dorcsi differenziert - teilweise - die exsudative von der lymphatischen Diathese, wobei sie in charakteristischer zeitlicher Abfolge manifest werden sollen. So könne die exsudative Diathese bereits ab der dritten Lebenswoche in Erscheinung treten. Im Vordergrund stehen dabei Symptome der Haut als erstem "Berührungsorgan" sowie der Schleimhäute.[34] Die lymphatische Diathese folge erst ab dem ersten oder zweiten Lebenjahr. Neben der charakteristischen Schwellung der Tonsillen nennt er gastrointestinale Symptome, wie Erbrechen, mangelnden Appetit, Nabelkoliken und Pylorospasmus.[35] In einer anderen Darstellung beschreibt Dorcsi die lymphatische Diathese durch vier Phasen, wobei er jetzt die strikte Trennung von exsudativer und lymphatischer Diathese verläßt. Statt dessen differenziert er sie nun als erste und zweite Phase. Die beiden letzten Phasen ergeben sich laut seiner Darstellung durch die weitere Entwicklung des vegetativen und des zentralen Nervensystems. Dorcsi bezeichnet diese als neuropathische, bzw. psychopathische Phase.[36]

Die Skrofulose steht in ihrer Charakteristik dem Lymphathismus sehr nahe. Die Abgrenzung der beiden Krankheitsbilder wird von den einzelnen Autoren unterschiedlich vollzogen.[37] Es handelt sich um eine im Kindesalter auftretende Symptomatik, die wieder-

---

32 Auch habe er die Erfahrung gemacht, daß Impfungen oft krankheitsauslösend wirkten. Bei starker lymphatischer Anlage bestehe zusätzlich die Disposition zur Tuberkulose. In dieser Hinsicht stelle die Entfernung der Rachenmandeln eine bedeutende Schwächung dar, die sich auch noch in anderer Richtung auswirke. So gehe bei diesen Kindern der Lymphatismus leicht in den Arthritismus über. MENG (1919) S. 5. Zum Übergang von Lymphatismus in Arthritismus vgl. auch Kapitel 2.3.4.

33 Saller begreift die exsudative und lymphatische Diathese zusammen mit der später zu schildernden neuropsychopathischen Konstitution als "reizbare Konstitutionen", gekennzeichnet durch eine auf Reize überstarke Reaktion des Körpers bzw. der Psyche. Diese reizbaren Konstitutionen gehen in späteren Jahren in die neuroarthritische Diathese über. SALLER (1946) S. 38f.

34 Zusätzlich weist Dorcsi ausdrücklich auf die familiäre Disposition hin.

35 DORCSI (1984) S. 31 .

36 DORCSI (1981) S. 57f. Die Beschreibung der letztgenannten neuropathischen und psychopathischen Phase erfolgt später.

37 KRANZ (1914) S. 93. MENG (1921) S. 45f. STAUFFER (1924) S. 22f.

um vorwiegend Drüsen, Haut, Schleimhaut, Knochen und Gelenke betrifft.[38] Windelband führt zusätzlich zu den genannten Manifestationsgebieten das der Sinnesorgane an. Entsprechend erwähnt Moeser Augenentzündungen und Ohrenfluß.[39] Es werden meist zwei Formen unterschieden: die erethische[40] und die torpide. Bei der erethischen Form erscheinen die Kinder eher blaß und von durchscheinender und vasomotorisch leicht erregbarer Haut. Der Körperbau sei schmal, die Knochen und Muskeln schwach. Sie wirken leicht ermüdbar und neigen bei Anstrengung zu ausgeprägter Schweißbildung. Die Kinder seien meist leicht erregbar und geistig für ihr Alter zu weit entwickelt. Stauffer ordnet sie dem sanguinischen Temperament zu.[41] Die torpide Form trete dagegen eher bei Kindern mit plumpem Körperbau und insgesamt gedunsener Erscheinung auf. Die Nase und die Lippen seien dick, die Haut fahl. Ihr Körper sei zwar in einem guten Kräftezustand, doch erscheinen die Kinder trotzdem körperlich wie auch geistig eher als träge. Stauffer und Meng beschreiben sie als phlegmatisch.[42]

Die Abgrenzung der Skrofulose zur Tuberkulose ist nicht leicht zu ziehen. Sie wird in der Literatur durchaus unterschiedlich dargestellt. [43] Verkürzt läßt sich sagen, daß die beiden Begriffe zur Zeit Hufelands noch weitgehend synonym verwandt[44] und erst später, besonders seit der Entdeckung des Tuberkuloseerregers, differenziert werden. Bemerkenswert ist besonders jene Auffassung, welche die Skrofulose als Disposition zur Tuberkulose beschreibt, wobei einzelne Autoren diese Disposition für die verschiedenen Formen der Skrofulose unterschiedlich angeben.[45] Besondere Disposition zur Tuberkulose soll aber auch bei anderen Konstitutionstypen bestehen. So nennt Voorhoeve die hydropische Konstitution nach Czerny, die exsudative Diathese, den Status degenerativus, die asthenische Konstitution nach Stiller, die lymphatische Konstitution bzw. den Lymphatismus.[46] Eine Disposition des Arthritismus zur Tuberkulose sieht dagegen Donner gegeben.[47]

---

38 KRANZ (1914) S. 91. STAUFFER (1924) S. 23.
39 WINDELBAND (1888) S. 138. MOESER (1900) S. 97.
40 Unter Erethismus wird eine gesteigerte Erregbarkeit verstanden. PSCHYREMBEL (1986) S. 472.
41 STAUFFER (1924) S. 23.
42 MENG (1921) S. 45. STAUFFER (1924) S. 23f. Vgl. weitere Darstellungen der erethischen und torpiden Skrofulose bei: KRANZ (1914) S. 95. MOESER (1900) S. 97f. WINDELBAND (1888) S. 138.
43 Eine eingehendere Darstellung der verschiedenen Auffassungen zur Abgrenzung zwischen Skrofulose und Tuberkulose würde im Rahmen dieser Arbeit zu weit führen. Hierzu sei insbesondere auf die Arbeit von Kranz verwiesen, in der er die Ansichten mehrerer Autoren zitiert. KRANZ (1914) S. 91-97. Vgl. hierzu weiter: MENG (1921) S. 45. MOESER (1900) S. 98. STAUFFER (1924) S. 24. WINDELBAND (1888) S. 286f.
44 KRANZ (1914) S. 91.
45 KRANZ (1914) S. 95-97. MENG (1921) S. 45. STAUFFER (1924) S. 22, 24. WINDELBAND (1888) S. 286f.
46 VOORHOEVE (1939) S. 300-308.
47 DONNER (1895) S. 200.

Der Arthritismus

Eng an den Lymphatismus grenzt der Arthritismus an. Als quasi synonyme Begriffe werden die rheumatisch-gichtische Konstitution, die harnsaure Diathese bzw. die Lithämie verwandt.

Während die lymphatische Diathese vor allem im Kindesalter in Erscheinung tritt, zeigen sich die Symptome des Arthritismus nach überwiegender Meinung typischerweise erst in späteren Jahren, wobei einige Autoren zwischen beiden Dispositionstypen einen charakteristischen Zusammenhang erkennen. So kann der Lymphatismus nach Meng[48] und Saller in den Arthritismus übergehen. Letzterer zeigt nach der Einschätzung Sallers jedoch ein größeres Symptomenspektrum. Dies Phänomen sei auf unterschiedlichste Einflüsse wie die des endokrinen Systems oder auch der Ernährung zurückzuführen. Weiter deutet er an, daß im Laufe der Entwicklung einzelne Organe dominant werden und damit die weitere Symptomatik besonders prägen können.[49] Auch andere Autoren sehen die Symptomatik des Arthritismus teilweise als altersabhängig an.

So beschränken Meng und Donner den Arthritismus nicht auf das Erwachsenenalter, sondern stellen dessen besondere Symptomatik auch für das Kindesalter dar. Meng beschreibt die arthritischen Kinder als sanguinisch, sie seien körperlich und geistig aktiver als die lymphatischen. Die Muskulatur sei straff, die Haut gut durchblutet. Im Gegensatz zum lymphatischen Kind zeige das arthritische weniger leicht wässrige Aufschwemmungen des Unterhautfettgewebes. Doch auch für arthritische Kinder erkennt Meng eine besondere Beziehung zum lymphatischen System. So neigen sie seiner Einschätzung nach zu Entzündungen der lymphatischen Organe wie der Rachen- und Gaumenmandeln und des Blinddarmes. In späteren Jahren bilde sich der stark ausgebildete lymphatische Rachenring wieder zurück. Typisch für das arthritische Kind seien darüber hinaus Erkrankungen der Gelenke.[50] Donner beobachtet bei Kindern mit harnsauer Diathese neben lokalen Symptomen an Niere und ableitenden Harnwegen häufiger auch allgemeine Symptome. So neigen die Kinder seiner Erfahrung nach zu Kopfschmerzen, Verdauungsstörungen, neuralgischen Beschwerden, sowie zu Symptomen im Bereich von Herz- Kreislauf und Blut und zu juckenden Hauterscheinungen. Dabei sei gerade der starke Wechsel der Symptomatik typisch. Im Gegensatz zu Meng erlebt Donner die Kinder weniger als sanguinisch, als vielmehr neurasthenisch. Ihre Stimmung sei

48 MENG (1919) S. 5. Zum Übergang von Lymphatismus in Arthritismus vgl. auch Kapitel 2.3.4.
49 SALLER (1946) S. 38f.
50 MENG (1919) S. 13.

schwankend, die geistige Entwicklung beschleunigt. Insgesamt erscheinen ihm die arthritischen Kinder als auffallend zart. Inwiefern die Neurasthenie Ursache oder Folge des Arthritismus sei, bleibt Donner unklar. Zusätzlich zu der beschriebenen Symptomatik nennt er weiter die schon erwähnte Disposition zur Tuberkulose.[51]

Obige Charakteristik des kindlichen Arthritismus ähnelt in vielem dessen allgemeinerer Beschreibung. Die meisten Autoren führen die arthritische Diathese auf einen möglicherweise verlangsamten Stoffwechsel zurück. Saller führt dies in interessanter Weise aus:

> "Der Arthritismus als ein Hauptkreis der neuroarthritischen Diathese ist eine Ausflockungs- und Niederschlagskrankheit, bei der ein Nahrungsüberschuß zu Gift wird, Leber und Darm können ihn nicht mehr bewältigen und werden zu Giftquellen. An Stellen verlangsamter und vielleicht auch schon verbrauchter Reaktionen im Körper kommt es dann zur Ablagerung solcher Schlacken oder zu anderen Störungen."[52]

Bevor eine solche Stoffwechsellage zur manifesten Erkrankung führt, weisen nach der Meinung von Meng und Stauffer bereits vielfältige Symptome auf die vorhandene arthritische Diathese hin. Während Meng nur allgemein beklagt, daß oft solche Frühsymptome als nervöse Symptome verkannt würden[53], schildert Stauffer gerade diese Symptomatik sehr differenziert. Seine Darstellung verdient es daher, hier ausführlich zitiert zu werden:

> "Die Erscheinungen dieser konstitutionellen gichtisch-rheumatischen Anlage können sehr verschiedenartig sein; besonders die Verdauungsorgane zeigen Störungen: Dyspepsie mit Magendruck, saurem und bitterem Geschmack, Sodbrennen, Aufstoßen, Gähnen, Aufgetriebenheit des Epigastrium, wechselnder Appetit; Leber-Anschoppung, Neigung zu Diarrhö, häufiger: Verstopfung, Plethora, Meteorismus, Hämorrhoiden, Stuhl bald hell, bald dunkel, Kolikanfälle und Gallenblasenstauungen, ikterische Haut. Zungenbasis weiß oder gelb belegt. Die Lebergegend ist empfindlich gegen Druck, es besteht Neigung zu Gebärmutterblutungen. Charakteristisch ist eine große Schlafsucht nach Tisch und der häufige Abgang von übelriechendem Flatus. Der Kopf ist eingenommen und kongestiv besonders nach dem Essen; die Herztätigkeit ist bei Anstrengungen leicht erregt und unregelmäßig, die Atmung kurz, Neigung zu Asthma, Kopfschmerz, auch Migräneanfällen, hauptsächlich bei Wetterwechsel. Es besteht große Erkältlichkeit, Neigung zu Schnupfen und Bronchialkatarrh. Oft wiederkehrende, herumziehende, rheumatische Schmerzen in Muskeln, Sehnen, Nerven und Gelenken, rasch überspringend und die Stelle wechselnd. Hautkrankheiten:

51 DONNER (1895) S. 200.
52 SALLER (1946) S. 39.
53 MENG (1919) S. 13.

Ekzeme, Akne, Intertrigo, Furunkulose, Ergrauen und Ausfallen der Haare, Hautabschuppungen an den Unterschenkeln, Unterschenkelgeschwüre. Großer Durst vor Wetterwechsel; bei geringer Anstrengung Ermüdung und Schweißausbrüche, die erleichtern. Die Stimmung ist empfindlich, reizbar, wechselnd, Depressionszustände herrschen vor mit Freudelosigkeit und Lebensüberdruß, Melancholie u. dgl., Neuralgieneigung; Nierenschmerzen, ausstrahlend gegen die Blase, Harndrang, Harn saturiert, salzig, am Geschirr anlegend, auch Sand und Gries führend; dann wieder heller, allzureichlicher Urin. Im ganzen fällt ins Auge das periodische Auftreten der Beschwerden, der Wechsel der Symptome, die Verschlimmerung in der Verdauungsperiode und früh beim Aufstehen, die Abhängigkeit vom Wetter, wobei naßkaltes Wetter, Föhn, Gewitterschwüle, niedriger Barometerstand und Barometersturz verschlimmern, hingegen beständiges, trockenes, kaltes oder warmes Wetter und hoher Barometerstand bessern, ebenso Bewegung im Freien. Der Ozongehalt der Luft scheint neben den Luftdruckverhältnissen von großem Einfluß auf das Wohlbefinden zu sein. Menschen dieser Konstitution können leicht das kommende Wetter voraussagen und die sog. Witterungsneurosen fallen mit der rheumatischen Diathese zusammen."[54]

Bereits dieses Zitat verdeutlicht, wie groß die Varianz der Symptomatik ist, die dem Arthritismus zugeschrieben wird. Mit nur geringfügigen Unterschieden ähnelt sich die Darstellung der einzelnen Autoren, so daß die Krankheiten, die ihrer Meinung nach auf dem Boden des Arthritismus entstehen können, hier zusammenfassend genannt werden können. Neben der allgemeinen Neigung zu Obstipation, Adipositas und auch Arteriosklerose handelt es sich um stoffwechselträge Krankheiten wie Steinleiden, Gicht, Diabetes mellitus und solche des rheumatischen Formenkreises[55]. Oft wird zusätzlich ganz allgemein die Tendenz zu Störungen von Herz, Leber, Nieren, Pankreas und des Gastrointestinaltraktes beschrieben. Charakteristisch sei weiter die Anfälligkeit der Haut für Ekzeme oder Psoriasis sowie die Disposition zu Migräne und auch Karzinomen.[56] Die Disposition zu Tuberkulose wird mit etwas unterschiedlicher Akzentuierung beschrieben.[57]

---

54 STAUFFER (1924) S. 34f. Im Original gesperrt: "Erscheinungen".

55 Für die rheumatischen Erkrankungen gibt Meng einen weiteren Hinweis, der gerade in bezug auf die Altersabhängigkeit der Symptomatik interessant erscheint. So sei der Gelenkrheumatismus die Hauptmanifestation des Arthritismus während der Pubertät. MENG (1919) S. 13.

56 DORCSI (1981) S. 58. DORCSI (1984) S. 32. HAEHL (1941)b S. 183. MARING (1962) S. 260-270. MENG (1919) S. 13. SALLER (1946) S. 39f. STAUFFER (1924) S. 13f.

57 So postuliert Donner für Kinder mit harnsaurer Diathese eine besondere Disposition zur Tuberkulose, während Meng diese Disposition mit der der Lymphatiker vergleicht. Seiner Meinung nach ist bei arthritischer Diathese die Widerstandskraft gegenüber Tuberkulose, aber auch Syphilis und Lepra, im Vergleich zur lymphathischen stärker ausgeprägt. Dabei kommt der Erhaltung des Lymphsystems des Nasen-, Rachenraumes sowie auch des Darmes (Appendix) besondere Bedeutung zu. Jeder Verlust, sei es durch Operation oder eine infektionsbedingte (wie z.B. Syphilis, Ruhr oder Typhus) Funktionseinschränkung mindert nach der Einschätzung Mengs diese Widerstandskraft und verstärkt darüber hinaus nicht nur - wie bereits angedeutet - den Übergang des Lymphatismus in den Arthritismus, sondern auch die Disposition zu Gelenkserkrankungen. DONNER (1895) S. 200. MENG (1919) S. 5, 13f.

Auch in der Abgrenzung zu anderen durch die Krankheitsdisposition gekennzeichneten Typen variiert die Meinung der Autoren etwas. Während Saller den Arthritismus trotz dessen Nähe zur uratischen Diathese - ohne dies näher zu begründen - nicht mit ihr identifizieren will, faßt Stauffer die lithämische Konstitution, die harnsaure Diathese und die rheumatisch-gichtische Konstitution als eine Einheit auf.[58] Saller erwähnt noch eine weitere interessante Beziehung. So entspricht seiner Erfahrung nach die äußere Erscheinung häufig der apoplektischen Konstitution.[59]

Durch den Körperbau charakterisierte Typen

Die homöopathischen Autoren beziehen sich nicht nur auf Typen der Krankheitsdisposition, sondern auch auf solche, die der konstitutionellen Betrachtung Charakteristiken des Körperbaus zugrunde legen. Verschiedene Konstitutionslehren werden herangezogen, unter ihnen kommen der Lehre Kretschmers - aber auch der Sheldons und Sigauds - eine besondere Bedeutung zu.[60]

Viele homöopathische Veröffentlichungen zeigen die breite Aufnahme und Auseinandersetzung mit dem Gedankengut der schulmedizinischen Konstitutionslehren. Nicht immer steht dabei deren Verbindung mit homöopathischer Lehre im Vordergrund. So erwähnen Meng und Vannier in ihrem Lehrbuch zwar die Typen der französischen Konstitutionslehre nach Sigaud und Mac-Auliffe, setzen sie aber nicht konkret zur homöopathischen Lehre in Beziehung. Statt dessen weisen sie auf die mangelnde Aussagekraft solcher morphologischer Typen hin.[61] Etwas neutraler stellt Savelsberg in einem Artikel, der die schulmedizinische und homöopathische Konstitutionslehre behandelt, knapp auch die körperbauorientierte Typologien Kretschmers und Sigauds vor. Doch auch er übt Kritik. So vermißt er in der Lehre Sigauds die Berücksichtigung der "funktionellen Zusammenhänge"[62]. Mehr Beachtung schenkt er den Konstitutionstypen nach Kretschmer. Dabei würdigt er insbesondere die intuitiv richtig erkannte Beziehung der Körperbautypen zu psychischer Charakteristik. Allerdings fehlt ihm eine genaue Beschreibung der gesunden Konstitution, welche für eine bessere Abgrenzung der anderen Typen, insbesondere der dysplastischen, hilfreich sei.[63]

---

58 SALLER (1946) 39. STAUFFER (1924) S. 13f.

59 Saller charakterisiert die apoplektische Konstitution durch die Neigung zu Hypertonie, teils auch Polyglobulie und häufig vorhandenen breiten, pyknischen Habitus. SALLER (1946) S. 39.

60 Vgl. Kapitel 2.3.4.

61 MENG/ VANNIER (1922) S. 93f.

62 SAVELSBERG (1943) S. 71.

63 SAVELSBERG (1943) S. 71f.

Auch Leeser schildert die Grundzüge verschiedener, unter anderem auch körperbauorientierter Konstitutionstypenlehren. Ausführlicher nimmt er auf Kretschmer, Conrad, Sigaud und Sheldon Bezug.[64] Insbesondere die Suche Kretschmers nach dem Zusammenhang von Körperbautyp und psychischer Charakteristik wird von ihm positiv beurteilt. Doch warnt er vor der Tendenz einen zu einseitigen Blickwinkel einzunehmen und betont die Notwendigkeit, die verschiedenen Konstitutionslehren zueinander in Beziehung zu setzen. Dies sei durch die homöopathische Lehre erheblich erleichtert, da im Arzneimittelbild die verschiedenen Ebenen konstitutioneller Betrachtung naturgemäß aufeinander bezogen und zu einem (Arzneimittel-) Typus zusammengefaßt würden.[65] Die Lehre Conrads scheint Leeser insbesondere wegen der Differenzierung zweier polarer Entwicklungstendenzen relevant, wobei ihn vor allem deren Beziehung zu den Typen der Krankheitsdisposition interessiert. Der Pykniker mit der ihm eigenen konservativen Entwicklungstendenz neige in der Jugend mehr zu lymphatischer Diathese, im Erwachsenenalter eher zum Arthritismus. Für den leptosomen Typ mit propulsiver Wuchstendenz, dessen nahe Verwandtschaft zum asthenischen Habitus nach Stiller Leeser hervorhebt, wird eine solche Altersdifferenzierung nicht postuliert. Ihm wird ganz allgemein die Disposition zu Ulcera des Magens sowie des Duodenums und weiter zur Lungentuberkulose zugeschrieben.[66] Kritischer beurteilt Leeser die Konstitutionslehre Sigauds, wobei er vor allem den Versuch einer Zuordnung der durch Organdominanzen charakterisierten Typen zu psychischen Typen vermißt.[67] Gerade diesen Ansatz würdigt Leeser nicht nur bei Kretschmer sondern auch dessen amerikanischem Kollegen Sheldon. Doch auch ihre Typologien lassen für Leeser eine weitere Dimension vermissen, nämlich den Stoffwechsel.[68] Um diese Lücke zu schließen, bezieht sich Leeser zunächst auf die biochemisch gefaßten Typen nach von Grauvogl, später auf seine eigenen Theorien. So erkennt er in der hydrogenoiden Konstitution ein Überwiegen der anabolen Reduktionsprozesse und damit die Dominanz der Aufbauseite des Stoffwechsels. Geradezu polar erscheint ihm die oxygenoide Konstitution, da ihre mehr katabolen, oxydativen Prozesse seiner Ansicht nach eine Verschiebung des Stoffwechsels auf die Abbauseite bewirken. Retentionsprozesse dominieren dagegen bei der carbonitrogenen Konstitution, die Leeser als metabol benennt. Vor allem die hydrogenoide und die oxygenoide Konstitution scheinen ihm in direktem Bezug zu der Typologie Sheldons und auch Kretschmers zu stehen.[69] Daß Leeser insbesondere an der Lehre von Grauvogls einige Kritik

64 LEESER (1963) S. 436ff.
65 LEESER (1928/29) S. 163.
66 LEESER (1963) S. 437f.
67 LEESER (1963) S. 440.
68 LEESER (1963) S. 441.
69 Dieser Bezug wird an späterer Stelle näher erläutert werden. Vgl. LEESER (1963) S. 442ff.

übt, wurde bereits im Kapitel 3.2.2. ausgeführt. An dieser Stelle kommt nun aber auch jenes Element zum Tragen, welches er - wie dargestellt - an von Grauvogls Lehre besonders schätzt: die chemische Charakteristik der Konstitutionen. Allerdings handelt es sich hier mehr um eine grundsätzliche Anerkennung; in der genauen Argumentation kann er von Grauvogl oft nicht folgen.[70] So versucht er selbst, ein neues chemisches Verständnis der besagten drei Typen zu entwickeln. Als Ausgangspunkt seiner Überlegungen bezieht er sich auf die Arzneimittelgruppen, wie sie von Grauvogl den drei Konstitutionen zuordnet. Auch er stellt die These auf, daß sich die gemeinsame chemische Charakteristik der Arzneimittel einer Gruppe erkennen lassen müßte. Doch sucht er selbst sie in ihrer Beziehung zum Periodensystem. Einige anorganische Arzneimittel sind selbst Elemente, andere Salze von Elementen. In der Stellung dieser Elemente innerhalb des Periodensystems scheint Leeser die chemische Gemeinsamkeit der für eine Konstitution spezifischen Arzneimittelgruppe zu liegen. Um diesen Gedankengang zu verdeutlichen, soll Leeser selbst zitiert werden:

> "Der Einfluß der Alkalien und Erdalkalien (elektropositive Seite) geht in die Richtung der hydrogenoiden Konstitution Grauvogls; ihr überwiegender Einfluß in Salzen und Laugen verleiht den Arzneimitteln einen kalten, kälteempfindlichen, schlaffen, torpiden, lymphatischen, nach der parasymphathischen Seite hin stigmatisierten Typus. Die Halogene Jod und Chlor (auf der elektronegativen Seite), aber auch Phosphor und Ferrum haben oxygenoide, warme, zu Fieber neigende, arterielle, erethische, meist symphthikotonisch stigmatisierte Typen. Die Kohlenstoffe und Silicea (in der chemisch amphoteren Mitte), aber auch Sulfur repräsentieren im großen und ganzen carbonitrogene, venöse, arthritische Typen."[71]

---

[70] Vgl. Kapitel 3.2.2.

[71] LEESER (1930/31) S. 604f. Im Original kursiv: "Alkalien und Erdalkalien" "(elektropositive Seite)", "Grauvogls", "Halogene", "elektronegativen Seite", "Phosphor und Ferrum", "Kohlenstoffe und Silicea", "chemisch amphoteren Mitte" und "Sulfur".

Bezüge nach Leeser[72]

elektronegative Seite des Periodensystems (katabole Prozesse)	chemisch amphotere Mitte des Periodensystems (metabole Prozesse)	elektropositive Seite des Periodensystems (anabole Proz.)
oxygenoid	carbonitrogen	hydrogenoid
leptosom/ asthenisch	-	pyknisch
propulsiv	-	konversativ
zerebroton	-	visceroton
sympathikoton	-	vagoton
Disp. zu Ulcera des Magens und Duodenums sowie zur Lungen-TBC	Arthritismus	Lymphatismus (Kind) Arthritismus (Erw.)

Neben den bereits genannten Homöopathen bezieht sich auch Beuchelt auf schulmedizinische Konstitutionslehren, die sich in ihrer Typologie am Körperbau orientieren. Ohne die Bezüge im einzelnen zu benennen, verwendet er die Begrifflichkeiten der Typen Kretschmers, Sheldons und Sigauds.[73] Auch Beuchelt ist es ein großes Anliegen, die verschiedenen Typologien zueinander in Beziehung zu setzen und mit der homöopathischen Lehre zu verbinden. Als Bindeglied dient ihm eine nähere Betrachtung der vielfältigen Bezüge zu den Keimblättern. Dabei differenziert er Ektoderm, Entoderm, Mesoderm und Mesenchym.[74] Obwohl er nicht explizit Sheldon zitiert, tritt der Bezug zu dessen Konstitutionslehre, die sich ebenfalls an der Dominanz einzelner Keimblätter orientiert, offen zu Tage. Beuchelt selbst versucht eine nähere Charakterisierung der sogenannten Keimblatt-Typen durch eine schwer nachvollziehbare "Keimblatt-Energetik". Das Ektoderm als Grundlage des Nervensystems sei energetisch durch "Elektronengeschehen" bestimmt, das Mesenchym als Bindegewebe durch "Ionengeschehen". Das Mesoderm, dem er den "Gasstoffwechsel" zuordnet, und das Entoderm mit dem "Ernährungsstoffwechsel" kennzeichnet er energetisch polar. Während das Mesoderm energetisch ein "exothermes Geschehen" darstelle, sei das Entoderm durch "endother-

---

72 Vgl. LEESER (1930/31) S. 604. LEESER (1963) S. 434ff.

73 Eine weitere Körperbaulehre, die Beuchelt darstellt, ist die W.S. Schlegels. Dieser beschreibt eine "Typenvariationsreihe", die insbesondere auf die gynäkomorphe bzw. andromorphe Prägung des Körperbaus Bezug nimmt. Sie wird an späterer Stelle noch einmal aufgegriffen werden. BEUCHELT (1983) S. 17-21.

74 Inwiefern Beuchelt das Mesenchym, abweichend von der Lehrmeinung, als eigenständiges Keimblatt versteht, läßt er offen. Doch zieht sich durch sein gesamtes Gedankengebäude die Viergliederung hindurch, so daß der Gedanke naheliegt, diese Differenzierung zwischen Mesoderm und Mesenchym sei für die Stringenz seiner Darstellung notwendig gewesen.

males, katalytisches Geschehen" gekennzeichnet.[75] Leider verzichtet Beuchelt auf eine nähere Erläuterung dieser Theorie, so daß unklar bleibt, was er mit diesen energetischen Charakterisierungen ausdrücken will. Deutlicher ist seine Intention, vier verschiedene Typen zu unterscheiden, die er durch die Zuordnung einzelner Konstitutionstypen charakterisiert. Dazu nimmt er auf Begrifflichkeiten von körperbauorientierten Konstitutionslehren wie der Kretschmers, Sheldons und den Typen der französischen Konstitutionslehre Bezug und setzt sie weiter zu psychologisch und funktionell charakterisierten Typen in Beziehung.[76] Es scheint sinnvoll, die Querverbindungen, wie sie Beuchelt sieht, in tabellarischer Form wiederzugeben.

Bezüge nach Beuchelt[77]

Ektodermale Typen	**Mesenchymale Typen**	**Mesodermale Typen**	**Entodermale Typen**
Elektronen-geschehen	Ionen-geschehen	Exothermes Geschehen Gasstoffw.	Endothermes Geschehen Nahrungsstoffw.
	hydrogenoid	oxygenoid	carbonitrogen
	Nitrum-Typ	Ferrum-Typ	Cuprum-Typ
	K-Typ	G-Typ A-Typ	W-Typ B-Typ
Astheniker schizothym	Dysplastiker hysterisch wechselnd	Athletiker epileptoid	Pykniker cyclothym
cerebral/ cerebrotonisch	vegetativ/ vegetonisch	musk.-resp./ somato-tonisch	digestiv/ viscero-tonisch
ektodermale Diathese Vegetative Dystoniker Ekzematiker Asthmatiker (Migräne)	mesenchymale Diathese Endokrine Typen Lymphatiker	mesodermale Diathese Rheumatiker Steinkranke	entodermale Diathese Hepatopatiker Diabetiker
Introversion der Gefühle	Gefühle verschieden nach der vegetativen Reaktionsl.	Extraversion der Handl.	Extraversion der Gefühle

75 BEUCHELT (1954) S. 296.

76 So greift er das zweipolige Typensystem, das zwischen Intro- und Extraversion differenziert sowie die Lehre Lamperts und Currys auf. BEUCHELT (1954) S. 298ff. BEUCHELT (1983) S. 37ff.

77 Vgl. BEUCHELT (1954) S. 295ff. BEUCHELT (1983) S. 15, 37ff.

In dieser Übersicht fällt auf, daß Beuchelt, um seine viergliedrige Darstellung beizubehalten, die überwiegend dreigegliederten körperbauorientierten Typologien ergänzen mußte. Hierzu zieht er den ebenfalls durch Kretschmer beschriebenen dysplastischen Typ heran. Allerdings faßt Kretschmer unter diesem Begriff eine sehr heterogene Gruppe zusammen, die insofern weder eine einheitlich körperliche, noch psychische Charakteristik zeigt.[78] So entsteht der Eindruck, daß Beuchelt diesen Begriff entlehnt und den dysplastischen Typ dann überwiegend nach seinen eigenen Vorstellungen beschreibt. Interessant ist, daß auch Beuchelt die schulmedizinischen Typen zu den Konstitutionstypen nach von Grauvogl, allerdings abweichend von der Einschätzung Leesers, in Beziehung setzt. Auch einzelne Arzneimittel-Typen ordnet er den vier Gruppen zu. So nennt er beispielhaft für den ektodermalen Typ Phosphor, für den mesodermalen Ferrum, für den mesenchymalen Natrium muriaticum, Kalium muriaticum und Natrium sulfuricum, wie auch für den entodermalen Typ Cuprum, Argentum, Aurum und Sulfur.[79]

Grundlegende Bedeutung haben körperbauorientierte Typlogien auch in der Lehre Dorcsis und der gesamten Wiener Schule. Ein Spezifikum dieser Schule ist ihr Ansatz, die große Anzahl homöopathischer Arzneien nach bestimmten Kriterien zu ordnen. Als solche ziehen sie besondere Gegensatzpaare heran.[80] Hinsichtlich des Körperbaus nennt Dorcsi groß-klein, dick-dünn und kräftig-schwach.[81] Auch wenn Dorcsi sie nicht näher ausführt, liegt die Beziehung dieser Gegensatzpaare zur Typologie Kretschmers auf der Hand, insbesondere da er gerade die Lehre Kretschmers in ihrer Bedeutung für seine Darstellung hervorhebt.[82] An mancher Stelle greift er auch direkt auf dessen Terminologie zurück. So unterscheidet er in einer Arzneimittel-Systematik für die Konstitution Rubriken wie asthenisch und pyknisch.[83] Auch in seinen Hinweisen zur Konstitutionstherapie bei Kindern nimmt er auf Körperbaucharakteristiken in den Begrifflichkeiten Kretschmers Bezug. Sowohl für eine allgemeine Konstitutionstheorie, als auch die

---

78 Vgl. Kapitel 2.3.4.

79 Wie von Grauvogl begründet Beuchelt die Wirkung der Arzneimittel chemisch. Auch seine Argumentation erscheint jedoch einerseits schwer nachvollziehbar und berührt andererseits auch nicht die Frage, inwieweit eine chemische Begründung der Arzneimittelwirkung potenzierter Arzneien gerechtfertigt sein kann. BEUCHELT (1954) S. 296ff.

80 Auch Buchmann, Kühnen und Mattisch weisen anerkennend auf dieses spezielle Charakteristikum der Wiener Schule hin. BUCHMANN (1979) S. 179. KÜHNEN (1979) S. 174f. MATTISCH (1982) S. 141.

81 Weitere Gegensatzpaare sind unter anderem rot-blaß, warm-kalt und trocken-feucht, wobei die beiden letzten auf die antike Qualitätenlehre Bezug nehmen. DORCSI (1981) S. 54. DORCSI (1984) S. 27.

82 DORCSI (1981) S. 54. DORCSI (1984) S. 26.

83 Weitere spezielle Rubriken zur Konstitution sind auch blaß, rot, hitzig, frostig, trocken, feucht, ruhig und unruhig. DORCSI (1982)b S. 29ff.

spezielle Therapie fieberhafter Entzündungskrankheiten im Säuglingsalter gehen in seine Arzneimittelwahl entscheidend Körperbaucharakteristiken mit ein.[84] Dorcsi gliedert die Kindesentwicklung in vier Phasen: das Säuglingsalter (0-1 Jahr), die erste Kindheit (1-7 Jahre), die zweite Kindheit (7-12 Jahre) und schließlich die Pubertät (12-18 Jahre). Ein entscheidendes Charakteristikum der Entwicklung ist auch seiner Ansicht nach der Gestaltwandel. Anknüpfend an die Lehre Conrads beschreibt Dorcsi das allmähliche Zurücktreten der pyknischen gegenüber der mehr leptosomen Gestalt. Entsprechend nimmt seiner Erfahrung nach in der späteren Kindheit die Indikation von Arzneimitteln zu, für die er eine besondere Nähe zur asthenisch-leptosomen Gestalt postuliert.[85] Trete eine Verzögerung der Entwicklung ein, seien dagegen oft Arzneimittel mit stärkerer Beziehung zu früheren Phasen indiziert.[86] Einige Homöopathen teilen diesen Ansatz Dorcsis.[87] Buchmann stellt dessen Grundzüge dar, wobei er nun die Beziehung der Gegensatzpaare zur Lehre Kretschmers erläutert. Da der Athletiker gegenüber dem Pykniker und dem Astheniker weniger gut charakterisiert sei, könne er vernachlässigt werden. So bleiben mit den beiden letzteren zwei polare Typen, die er mit Dorcsi nur noch als den dicken und den dünnen Menschen unterscheidet. Zusammen mit den der Qualitätenlehre entlehnten Gegensatzpaaren trocken-feucht und warm-kalt sowie der Polarität rot-blaß ergeben sich nach Dorcsi[88] vier Gruppen von Arzneimitteln, auf die auch Buchmann hinweist. Unterschieden werden die Rubriken dick-rot-warm-feucht, dünn-rot-warm-feucht sowie dick-blaß-kalt-trocken und dünn-blaß-kalt-trocken. Buchmann schätzt solche konstitutionellen Symptome, doch betont er auch, daß der Mensch in seiner gesamten Erscheinung in die Arzneimittelwahl miteingehen muß, zumal gar nicht alle Menschen eine eindeutige Konstitution aufweisen.[89]

Durch die Rasse charakterisierte Typen

Die Lehre der durch die Rasse charakterisierten Typen wird insbesondere zur Zeit des nationalsozialistischen Regimes und schon einige Jahre zuvor stark in den Zusammenhang zu konstitutionellem Gedankengut gebracht. Auf diese problematische Verflech-

---

84 Rundliche-dickliche Säuglinge sollen eher Calcium carbonicum, asthenisch-zarte Calcium phosphoricum und dysplastische Calcium fluoricum erhalten. Bei entzündlichen Krankheiten schlägt er bei asthenischen Kindern Aconit, pyknischen Belladonna und nervösen Chamomilla vor.

85 Solche sind z.B. Ferrum phosphoricum, Magnesium carbonicum, Silicea oder Phosphor.

86 Dies gilt z.B. für Calcium- und Bariumsalze. DORCSI (1979) S. 208f.

87 So widmet May einen ganzen Artikel der asthenischen Konstitution mit den für sie spezifischen Arzneimitteln und greift in deren Darstellung auf die Gegensatzpaare nach Dorcsi zurück. MAY (1986) S. 19-23.

88 Diese vier Gruppen stellt Dorcsi tabellarisch dar. DORCSI (1981) S. 55.

89 BUCHMANN (1979) S. 181f.

tung wurde bereits hingewiesen. Auch die homöopathische Lehre spiegelt durchaus unterschiedlich die Aufnahme des neuen Gedankengutes wider.[90] Einige Veröffentlichungen zeigen eine mehr allgemein gehaltene Diskussion des Rassebegriffs. Sie greifen ihn auf und setzen ihn zur Konstitutionslehre in Beziehung, teilweise ohne eine deutlich wertende Stellung zu beziehen. So nennt Scheidegger 1928 die Rasse neben dem Alter als eine Variable, die die Körperkonstitution beeinflusse.[91] Zu der Ausprägung von Rassenmerkmalen trage in bedeutsamen Ausmaß das endokrine System mit bei.[92] Auch Savelsberg behandelt in einem 1943 erschienenen Artikel das Verhältnis von Konstitution und Rasse. Ebenso wie die damals einflußreichen Anthropologen Eugen Fischer und Fritz Lenz[93] versteht er die Rasse als genetisch verankert und daher nicht wandelbar. Dabei handelt es sich um eine Auffassung, die eine notwendige Voraussetzung zur Begründung der eugenischen Politik ist. Zusätzlich nimmt Savelsberg wie auch Scheidegger eine endokrine Beieinflussung der Rassemerkmale an.[94] Auch für die Homöopathie habe die Rassenkunde besondere Bedeutung. Es sei eine deutliche Erfahrung, daß Angehörige verschiedener Rassen unterschiedlich stark auf die einzelnen Arzneimittel reagierten.[95]

Sehr detalliert bemüht sich Saller um eine Klärung des Verhältnisses von Konstitution zu Rasse. Konstitution ist für ihn der allgemeine Begriff, der die Charakteristik des gesamten Menschen beschreibt, wie sie sich aus der Wechselwirkung zwischen Erbgut und Umwelt entwickelt. Saller verwendet also einen Konstitutionsbegriff, der eine Variabilität der Konstitution voraussetzt.[96] Die allgemeinste Konstitution sei die Artkonstitution, also das Spezifische der Menschenart gegenüber den Tierarten. Die Artkonstitution selbst spalte sich wiederum in verschiedene Rassekonstitutionen, letztere schließlich in die Individualkonstitutionen. Letztlich gäbe es so viel Konstitutionen wie einzelne Individuen. Saller führt den Begriff der Rasse also - wie allgemein üblich - als das gemeinsame Charakteristikum einer Gruppe ähnlicher Menschen an. Bemerkenswert an

---

90 Eine genauere Analyse der Aufnahme, die die Rassenlehre in die Homöopathie fand, kann hier nicht erfolgen. Dies erfordert eine eigenständige, ausführliche Untersuchung.

91 SCHEIDEGGER (1928) S. 273.

92 Um diesen Zusammenhang zu verdeutlichen schließt Scheidegger sich der Auffassung von Keith an, der Rassen danach unterscheidet, ob der Einfluß der Hypophyse oder der Schilddrüse stärker im Vordergrund stände. So seien Europäer mehr durch die Hypophyse und Schwarze und Mongolen stärker durch den Einfluß der Schilddrüse bestimmt. SCHEIDEGGER (1928) S. 282.

93 Die Professoren Fischer und Lenz sind mit Erwin Baur Autoren des damals als Standardwerk geltenden Lehrbuches "Grundriß der menschlichen Entwicklungslehre und Rassenhygiene" (1. Aufl. 1921 München). SEGAL (1991) S. 90. WEINGART (1988) S. 198. Zu Fischer vgl. auch Kapitel 2.1.

94 Dabei greift er auf die Darstellung Scheideggers zurück und bezieht sich auch selbst auf die Einteilung nach Keith. SAVELSBERG (1943) S. 68.

95 SAVELSBERG (1943) S. 69.

96 SALLER (1946) S. 10.

seiner Auffassung ist allerdings, daß er im Gegensatz zu Fischer, Lenz und Savelsberg nicht nur der Konstitution, sondern auch der Rasse eine Variabilität durch Umwelteinflüsse zuschreibt. Auch die unterschiedliche Empfänglichkeit einzelner Rassen für verschiedene homöopathische Arzneien bringt er mehr mit spezifischen Umwelteinflüssen in Verbindung, so daß er den Begriff der landschaftlichen Konstitution vorschlägt.[97] Gerade auch diese Besonderheit seiner Rasse-Definition trägt ihm Kritik seitens des nationalsozialistischen Regimes ein, denn wenn man die Rasse durch Umweltbedingungen leicht verändern kann, so war damit das auf die Vernichtung einzelner Rassen abzielende politische Programm der NSDAP vehement in Frage gestell.[98] Saller wurde 1935 die Lehrbefugnis an der Universität Göttingen entzogen, eine Reihe seiner Bücher wurden verboten.[99]

Ganz andere Töne werden in den ebenfalls in diese Zeit fallenden Schriften Wassilys laut. Eine genaue Definition von Rasse oder eine Abgrenzung von der Konstitution, die er als "Gesamtbeschaffenheit des Körpers"[100] auffaßt, gibt er nicht. So deutet er auch nur an, daß er die Frage, welche Rolle Umwelteinflüsse spielen, nicht weiter verfolgen will.[101] Möglicherweise will er sich gerade wegen einer Kontroverse, wie sie um Saller entstanden ist, nicht festlegen. So stellt er ohne nähere Auseinandersetzung die These auf, daß "die Seele" nicht nur konstitutionell sondern auch "rassebedingt" sei und man daher nicht nur von Konstitutionsmitteln sondern auch von Rassemitteln sprechen könne. Was er darunter versteht, führt er wie folgt aus:

> "Sie werden alle überzeugt sein, daß der typisch nordische Mensch mit der ihm eigentümlichen Seele andere Mittel bei Auftreten von Krankheitser-

---

97 SALLER (1946) S. 10ff.

98 Vgl. auch SEIDLER/ RETT (1988) S. 33ff. Zusammen mit dem Botaniker Fritz Merkenschlager veröffentlicht Saller seit 1927 Bücher, in denen beide sich gegen die Rassentheorien Hans F.K. Günthers und die angeblich genetische Determinierung der Rasse wenden. Statt dessen unterstreichen sie ihr dynamisches Rasseverständnis. (SEGAL (1991) S. 89f. Vgl. auch SEIDLER/ RETT (1988) S. 33f.) Mit Günther greifen sie einen der damals bedeutendsten Rassenkundler an. Er ist zwar ursprünglich Germanist, wird aber zunehmend auch in Fachkreisen anerkannt. Seine Schriften zur Rassenkunde erlangen gerade auch in der nationalsozialistischen Propaganda große Bedeutung. So ist es denn auch Günther, der das Verbot der Bücher von Saller und Merkenschlager bewirkt. Vgl. SEGAL (1991) S. 86ff. WEINGART (1988) S. 452f. Vgl. zu weiterer Kritik Sallers an Theorien, welche die Vererbbarkeit bestimmter seelischer bzw. körperlicher Eigenschaften überdeutlich betonen und demgegenüber Umwelteinflüsse vernachlässigen WEINGART (1988) S. 317ff.

99 SEGAL (1991) S. 90. SEIDLER/ RETT (1988) S. 34. Nach Kriegsende wird Saller Leiter der Abteilung für Innere Medizin des Robert-Bosch-Krankenhauses. Die Universität Göttingen rehabilitiert ihn. 1948 wird er Ordinarius für Anthropologie an der Universität München und hält anthropologische Vorlesungen zur Konstitutionslehre. (SEIDLER/ RETT (1988) S. 35.) Auf seine Schriften zur homöopathischen Konstitutionslehre wurde bereits wiederholt Bezug genommen. Vgl. u.a. SALLER (1946).

100 WASSILY (1934) S. 184.

101 WASSILY (1938) S. 1274.

scheinungen braucht als der morgenländische oder der Neger, ja auch, um im deutschen Raum zu bleiben als der ostische oder westische. Die leibliche und seelische Beweglichkeit, sowie die Einstellung auf Leistung und Unternehmung beim nordischen weist gerade für unsere biologische Therapeutik auf eine andere Gruppe von Mitteln hin, als etwa die ostische Art, welche in ihrem Enthebungstyp mehr auf Ruhe, Gemütlichkeit, Behaglichkeit und Emsigkeit im Kleinen - um es einmal deutlich zu sagen, Spießertum - eingestellt ist, oder den westischen, mittelländische, der mit starker Beweglichkeit doch weniger die tatkräftige Einstellung auf Leistung verbindet als vielmehr den Darbietungstyp, auf das Theatralische gerichtet."[102]

Sowohl die Unterscheidung einer nordischen, ostischen, westischen (mittelländischen) Rasse als auch deren spezielle Charakterisierung erinnert deutlich an die Rassenkunde des damals sehr populären Rassenforschers Günther[103]. Innerhalb der europäischen Rassen differenziert dieser neben den drei genannten weiter eine dinarische, fälische, ostbaltische und sudetische Rasse, wobei er insbesondere die nordische stark idealisiert.[104] Auch an anderer Stelle klingt die Rassenlehre Günthers in Wassilys Schriften durch, wenn er nun zusätzlich zu der nordischen und ostischen Rasse die fälische und dinarische sowie eine südliche erwähnt. Zu ihrer näheren Beschreibung setzt er diese zu den Typologien nach Jaensch[105] und Clauß[106] in Beziehung und ordnet sie weiter bestimmten homöopathischen Arzneimitteln zu. So entspreche der südliche Typ dem Integrationstyp nach Jaensch (vollständige Durchdringung - Integration - der sinnlichen sowie seelischen Funktionen) und dem Darbietungstyp nach Clauß. Für den nordischen Menschen stellt er explizit keine Beziehung zu anderen Typologien her. Er kennzeichnet ihn als mehr introvertiert. Aufgrund seines starken Innenlebens würde er eine starke Persönlichkeit entwickeln. Als "Abart"[107] des nordischen benennt er den fälischen Typ[108], der dem Beharrungstyp nach Clauß entspreche. Er sei zuverlässig, ruhig, eher starrsinnig und leicht erregbar. Den ostischen und dinarischen Typ charakterisiert er ohne weitere Bezüge zu anderen Einteilungen. Das Bild des ostischen entspricht dem, das auch in der bereits zitierten Darstellung gezeichnet wird. Der dinarische sei sowohl gutmütig als auch leicht aufbrausend, kriegerisch, schlagfertig und derb.[109] Wassily bezieht sich in seiner Darstellung also deutlich auf die damals übliche, stark ideologisch gefärbte,

---

102 WASSILY (1934) S. 183.
103 Vgl. Kapitel 2.1.3.
104 Vgl. GÜNTHER (1930) S. 38ff. GÜNTHER (1943) S. 18ff.
105 Vgl. Kapitel 2.3.4.
106 L.F. Clauß entwickelt eine Rassenseelenlehre, welche anstrebt die Rassen in ihrem Erleben, Verhalten und auch ihrer körperlichen Charakteristik zu beschreiben. Vgl. STRUNZ (1960) S. 191.
107 WASSILY (1938) S. 1276.
108 Auch diese Charakterisierung erinnert deutlich an die Ausführungen Günthers, der in seiner "Kleinen Rassenkunde" die fälische Rasse ebenfalls "als eine (gleichsam verbreiterte, vergröberte und schwerere) Abart der nordischen Rasse" (GÜNTHER (1943) S. 20) beschreibt.
109 WASSILY (1938) S. 1274-1276.

Rasseneinteilung. Eine genaue Definition der Rasse insbesondere in der Frage eines mehr statischen oder mehr dynamischen Verständnisses wird von ihm allerdings vermieden. So bleibt seine eigentliche Einstellung in Rassefragen letztlich undeutlich.

Noch offenkundiger als bei Wassily zeigt sich in den Ausführungen Oemischs nationalsozialistisches Gedankengut. Er veröffentlicht 1934 einen Artikel zu "Wesen und Bedeutung der homöopathischen Konstitutionsbehandlung im eugenischen Sinne". Darin behandelt er zwar nicht explizit Fragen der Rasse, doch können seine Grundthesen aufgrund ihres thematischen Bezuges trotzdem in diesen Zusammenhang gestellt werden. Oemisch schildert die Vorzüge der homöopathischen Konstitutionsbehandlung, wobei er insbesondere deren Kostengünstigkeit und Möglichkeit betont, dem sowohl akut als auch chronisch Kranken zur schnelleren Genesung zu verhelfen, als dies anderen Therapiemethoden möglich sei. Er stellt sich deutlich hinter die Ziele einer durch nationalsozialistische Doktrin funktionalisierten Medizin, indem er eine "Familien-, Sippen-, Volks-, und Rassenpflege"[110] fordert. Sein Bekenntnis zum Nationalsozialismus und dessen eugenischen Zielen gipfelt in folgenden Ausführungen:

> "Was bisher nur frommer Wunsch völkisch denkender und handelnder Aerzte war, wird nunmehr unter der tatkräftigen Führung unserer weit vorausschauenden neuen Regierung zur Wirklichkeit. Endlich haben wir das Gesetz erhalten, zu dessen Erlaß sich die falsch verstandene Humanität der Vergangenheit nicht entschließen konnte, das Gesetz zur Verhütung erbkranken Nachwuchses. Erst mit ihm sind die Grundmauern gelegt, auf denen eine wirkungsvolle Eugenik aufgebaut werden kann. Und wenn auch nicht alle Hoffnungen in Erfüllung gehen werden, die man daran knüpft, so wird es doch unzweifelhaft reichen Segen bringen. Krankheiten verhüten ist leichter als Krankheiten heilen. Jedenfalls werden Gesundheit, Wohlfahrt und Kultur des deutschen Volkes besser werden, weil es weniger durch unnützen Ballast beschwert wird, und der von vielen Schwarzsehern befürchtete Untergang wird sich in einen neuen, vielverheißenden Aufstieg verwandeln. Der Genius der Homöopathie wird seine Schwingen entfalten und an der Lösung dieser großen Aufgabe tätigen Anteil nehmen. Von uns aber erwarten Volk und Regierung, daß ein jeder seine Pflicht tue."[111]

Mit dem Argument der Kostengünstigkeit greift Oemisch ein Element auf, das wie die Betonung der präventiven Medizin dem NS-Regime in der Homöopathie und der Natur-

---

110 OEMISCH (1934) S. 147. Im Original gesperrt: "Familien-, Sippen-, Volks-" und "Rassenpflege".

111 OEMISCH (1934) S. 148. Im Original gesperrt: "Das Gesetz zur Verhütung erbkranken Nachwuchses", "Eugenik", sowie "daß ein jeder sein Pflicht tue".
"Das Gesetz zur Verhütung erbkranken Nachwuchses" ist das erste und gleichzeitig grundlegende rassenhygienische Gesetz des NS-Regimes. Es sieht die Zwangssterilisierung für "angeborenen Schwachsinn", Schizophrenie und manisch-depressive Erkrankung, sowie Chorea, erbliche Blindheit und Taubheit, "schwere erbliche körperliche Mißbildung" und schließlich "schweren Alkoholismus" vor und tritt bereits am 1.1.1934 in Kraft. WEINGART (1988) S. 464ff.

heilkunde sehr entgegen kommt. Diese Vorteile zu nutzen, war ein nicht unerheblicher Aspekt, den Zusammenschluß nicht schulmedizinischer Therapiezweige und der Schulmedizin zur "Neuen Deutschen Heilkunde" voranzutreiben. Das wesentliche Ziel besteht allerdings darin, die Ärzte geschlossen zu ihrer Aufgabe als "Gesundheitsführer" zu verpflichten. Als solche sollen sie die Patienten zu Leistungsbereitschaft sowie Erbgesundheits- und Rassenpflege erziehen. In diesem Ansatz liegt gleichzeitig ein für die Naturheilkunde sehr wesentliches Element: Nicht schulmedizinische Therapierichtungen sollen geprüft und anerkannt werden. So knüpfen einige Homöopathen an solche Äußerungen große Hoffnungen. Diese Hoffnung spricht auch aus dem Artikel Oemischs, der gleichzeitig deutlich die nationalsozialistischen Ziele unterstützt. Viele erkennen allerdings nicht, daß es sich dabei weniger um eine wirkliche Wertschätzung (mit Ausnahme einiger Vertreter des NS-Regimes wie Rudolf Hess und Julius Streicher) als um eine Funktionalisierung handelte.[112]

Durch das Alter charakterisierte Typen

Bereits in der Diskussion körperbauorientierter Typologien wurde am Beispiel der Anschauungen Dorcsis deutlich, daß in der konstitutionellen Betrachtung auch der Einfluß des jeweiligen Lebensalters eine entscheidende Rolle spielt. Dabei nehmen homöopathische Autoren allerdings weniger auf schulmedizinische Vorstellungen Bezug. Sie entwickeln statt dessen ihre eigenen Theorien, die an dieser Stelle besprochen werden sollen.

Daß das Alter einen Einfluß auf die Ausprägung der Konstitution hat, wird übereinstimmend festgestellt.[113] Doch kann sich dieser Einfluß unterschiedlich stark bemerkbar machen. Alterstypische Charakteristiken stehen der persönlichen Eigenart des einzelnen gegenüber. Saller erläutert diesen Zusammenhang sehr einleuchtend:

> "Jeder einzelne kann an sich verschiedene Konstitutionen durchmachen und dabei doch im Wandel eine ganz spezifische Konstitutionshaltung zeigen. Er kann aber auch dem Wandel tatsächlich und in seinem Wesenkern unterliegen. Es gibt Individuen, die Zeit ihres Lebens unter den verschiedenen Alterskonstitutionen an einem bestimmten Extrem stehen und dieses Extrem allen Einflüssen gegenüber auch halten, und es gibt Individuen, die sich mit dem Alter, selbst bis ins hohe Alter hinein, verändern und bald diesen, bald

112 Vgl. HAUG (1985) S. 39ff.

113 Vgl. diesbezüglich z.B. die ganz allgemeine Feststellung Scheideggers. SCHEIDEGGER (1928) S. 273.

mehr einen anderen Konstitutionstyp zeigen. Diese Verhältnisse sind für den Arzt und seine Aufgabe von besonderer Bedeutung; die Plastizität der Konstitutionen ermöglicht überhaupt erst diese Aufgabe."[114]

Später fügt Saller eine weitere Beobachtung hinzu. Seiner Erfahrung nach scheinen die kindlichen Konstitutionstypen einheitlicher zu sein, während es im weiteren Verlauf des Lebens - insbesondere auch aufgrund hormoneller Einflüße und unterschiedlicher Ernährung - zu einer größeren Aufspaltung komme.[115] Eine ähnliche Ansicht vertritt Beuchelt. Seiner Erfahrung nach sind es vorwiegend äußere Einflüsse die im Laufe des Lebens zunehmend auf die Konstitution einwirken. Als solche nennt er ebenfalls die Ernährung und zusätzlich das Wetter. Dabei könne die angeborene Anlage sowohl abgeschwächt als auch verstärkt werden; noch verborgene Anlagen könnten in Erscheinung treten.[116] Savelsberg greift eine weitere Äußerung Sallers auf, nach welcher bestimmte homöopathische Konstitutionsmittel den gesamten Lebenslauf umfassen. So sei Calcium carbonicum im Kindesalter bei exsudativer Diathese, in der Pubertät bei verzögerter Geschlechtsreife, später bei Neigung zu Adipositas bzw. auch Wechseljahresbeschwerden indiziert.[117] Auch Stiegele kennt die Bedeutung der Altersdisposition für die homöopathische Therapie. Als Beispiele nennt er unter anderem die schon bekannte Beziehung von Calcium zu Erkrankungen des Kindesalters. So sei bei der torpiden Form der Skrofulose Calcium carbonicum, bei der erethischen Calcium phosphoricum angezeigt. Die für das kindliche Alter typische Dyspepsie kann seinen Angaben zufolge je nach Symptomatik mit Chamomilla oder auch Abrotanum behandelt werden. Für das höhere Alter weist er auf die besondere Indikation von Conium maculatum oder auch Aurum colloidale hin.[118]

Ausführlicher behandelt Dorcsi den Einfluß des Lebensalters für Kindheit und Jugend. Wie bereits angedeutet wurde, unterscheidet er vier Phasen: das Säuglingsalter (0-1 Jahre), die erste (1-7 Jahre) und die zweite Kindheit (7-12 Jahre) sowie die Pubertät (12-18 Jahre). Der charakteristische Gestaltwandel vom vorwiegend pyknischen zum leptosomen Typ wurde ebenfalls in diesem Zusammenhang bereits genannt. Parallel zu diesem verlaufe die seelische Entwicklung. Eine anfänglich starke Verbundenheit mit der Welt werde durch eine zunehmend beobachtende, kritische Haltung relativiert. Auch die Krankheitsbilder wandeln sich und mit ihnen sowie aufgrund der gesamten Entwicklung

---

114 SALLER (1946) S. 16. Als "Alterskonstitution" bezeichnet Saller die gemeinsamen Charakteristiken eines Alters, wie sie ungeachtet individueller Konstitutionsunterschiede existieren. SALLER (1946) S. 14, 38f.

115 SALLER (1946) S. 38f.

116 BEUCHELT (1983) S. 51.

117 SAVELSBERG (1943) S. 98.

118 STIEGELE (1928-29) S. 395f.

die Indikation der homöopathischen Arzneien. Dorcsi gibt eine Übersicht über die vier Phasen, wobei er die altersspezifischen Krankheiten sowie deren homöopathische Behandlung gegenüberstellt.[119] So nennt er beispielsweise für das Säuglingsalter Rachitis und Infantilismus und für die erste Kindheit eine allgemeine Entzündungsneigung sowie spezieller Skrofulose und exsudative Diathese. In der zweiten Kindheit beobachtet Dorcsi Infektionskrankheiten, Nabelkoliken und auch die Tendenz zu Enuresis, Anorexie sowie Schulkopfschmerzen. Dagegen weist er für die Pubertät u.a. auf die Neurasthenie hin.[120] Eine ähnliche Phaseneinteilung der kindlichen Konstitutionsentwicklung stellt Lesigang vor. Auch sie schildert den charakteristischen körperlichen und seelischen Wandel vom Säugling, über das Kleinkind, zum Schulkind und schließlich zur Pubertät. Für jede dieser Perioden nennt sie alterstypische Arzneimittel.[121] Besondere Krankheitsanfälligkeit bestehe in den Übergangszeiten, also in der Neugeborenenperiode, dem Übergang von Kleinkind zu Schulkind sowie in der Pubertät.[122]

Über die Pubertät hinaus reichen die Überlegungen Pfeiffers und Mezgers. Die recht kurze Darstellung Pfeiffers betrifft eine typische Entwicklung des Temperamentes. Während der Säugling eher phlegmatisch sei, schreite die Entwicklung dann weiter zum sanguinischen Kleinkind fort. Im mittleren Alter beobachtet Pfeiffer die Tendenz zur Cholerik, während der Mensch im Alter mehr zur Melancholie neige.[123] Mezger dagegen beschäftigt stärker die Frage nach dem Einfluß des Alters auf spezielle Krankheitsdispositionen. Dafür unterscheidet er zunächst einzelne Konstitutionstypen, indem er - ähnlich wie die französische Konstitutionslehre - die Dominanz verschiedener Organbereiche als Kriterium heranzieht. Als solche nennt er, erstens, die Ernährungsorgane (wozu er neben Mund und Magen-Darm-Trakt, Leber, Milz und Pankreas auch die Lunge und das Lymphsystem rechnet), zweitens, die Bewegungsorgane (Muskeln, Knochen, Knochenmark sowie Blut und Herz), und drittens die Empfindungsorgane (Zentralnervensystem und Sinnesorgane). Hinsichtlich der Frage nach den alterstypischen Krankheitsdispositionen erweist sich diese Unterscheidung insofern als äußerst relevant, als nach der Auffassung Mezgers die Ausreifung der drei Organbereiche altersabhängig ist. Zur Gliederung der menschlichen Entwicklung bezieht sich Mezger auf die Einteilung des Lebens in Jahrsiebte. Im ersten Jahrsiebt werden nach Mezger insbesondere die Ernährungsorgane ausgebildet, während im zweiten die Ausreifung der Bewegungsor-

119 Zusätzlich nennt er alterstypische konstitutionelle Heilmittel. Vgl. hierzu Kapitel 3.3.3.
120 Die jeweilige Therapie an dieser Stelle darzustellen, würde zu weit führen. Hierfür sei auf die entsprechenden Artikel Dorcsis verwiesen. DORCSI (1970) S. 68-73. DORCSI (1979) S. 203-218.
121 Vgl. hierzu Kapitel 3.3.3.
122 LESIGANG (1979) S. 219-231.
123 PFEIFFER (1986) S. 108.

gane im Vordergrund steht und sich schließlich im dritten Jahrsiebt vor allem die organische Empfindungsgrundlage mit dem Nervensystem einerseits sowie andererseits den endokrinen Drüsen differenziert. Aus diesem Altersbezug erklären sich seiner Meinung nach die für eine bestimmte Lebensphase typischen Krankheiten. Je nachdem in welchem Organbereich eine charakteristische konstitutionelle Schwäche vorläge, sei für den entsprechenden Konstitutionstyp in dem jeweiligen Lebensabschnitt eine besondere Krankheitsdisposition gegeben.
So nennt er beispielsweise für das erste Jahrsiebt die Disposition zu Erkrankungen des Gastrointestinaltraktes und der Atemwege sowie auch zu Rachitis. Weiter weist er neben den Kinderkrankheiten vor allem auf die exsudative Diathese mit ihrer Dispostion zu Tuberkulose hin. Im zweiten Jahrsiebt neigen die Kinder typischer Weise am wenigsten zu Krankheiten. Allerdings brauche die Ausbildung des Bewegungssystems so viel Energie, daß noch vorhandene Krankheiten des ersten Jahrsiebtes nun noch schlechter überwunden werden können und die weitere Entwicklung schwächen. Der Ausreifung von Nervensystem und endokrinen Organen entsprechend beobachtet Mezger im dritten Jahrsiebt vor allem Erkrankungen dieser Organbereiche. Die Jahre zwischen 21 und 42 bezeichnet er als "Blütezeit des Menschen"[124]. In diesen Zeitraum fallen allenfalls Komplikationen durch Schwangerschaft oder Geburt sowie Geschlechtskrankheiten. Oder es treten bei schwacher Anlage des Bewegungssystems Senkungserscheinungen bzw. Krampfadern auf. Ab dem Alter von 42 Jahren erhöhe sich wiederum die Erkrankungsdisposition. So bestehe bei vorhandener Schwäche der Bewegungsorganisation nun die Neigung zu Gicht, Diabetes mellitus und Erkrankungen des Herzens. Auch die zunehmende Zahl von Krebserkrankungen sei für diesen Altersabschnitt bezeichnend, dies vor allem für Menschen mit Schwächen des Verdauungs- bzw. Drüsenbereiches oder mit familiärer Krebsdisposition. Für das höhere Alter nennt Mezger vor allem Erkrankungen des Nervensystems wie auch die Abnahme der geistigen Leistungsfähigkeit. Es bestehe die Neigung zu Schlaganfällen, zu Arteriosklerose und zu Alterskrebs.[125]

---

124 MEZGER (1930) S. 83. Im Original gesperrt.

125 MEZGER (1930) S. 49-52, 65-67, 83-85. Vgl. weiter Therapiehinweise in seinem "Kompendium homöopathischer Therapie". MEZGER (1950) S. 20-29.

Funktionell charakterisierte Typen

Insbesondere die funktionell charakterisierten Typen lassen sich gut mit der homöopathischen Lehre in Beziehung setzen und werden daher von einigen homöopathischen Autoren aufgegriffen.

Die Neuropathie

Seit Beginn dieses Jahrhunderts zeigt sich in der homöopathischen Literatur auch eine Auseinandersetzung mit der Neuropathie bzw. Neurasthenie. Bereits im Kapitel 2.3.4. wurde die Definition Bauers zitiert, welcher die Neuropathie als "reizbare Schwäche"[126] des gesamten Nervensystems versteht, die sowohl in gesteigerter Erregbarkeit wie auch schneller Erschöpflichkeit zum Ausdruck komme. Dieses Verständnis wird von zahlreichen Homöopathen - unter anderem von Saller, Stauffer, Donner und Meng - geteilt.[127] Bauer legt jedoch großen Wert auf die Abgrenzung zur eigentlichen Krankheit Neurasthenie, zu welcher die Neuropathie lediglich disponiere.[128] Eine Unterscheidung, die nicht von allen homöopathischen Autoren mitvollzogen wird. Während einige Autoren ebenfalls den Begriff Neuropathie wählen[129], sprechen andere von der Neurasthenie, meist ohne der Frage nachzugehen, inwiefern es sich bei diesem Erscheinungsbild schon um eine Krankheit oder lediglich um eine Disposition handelt[130].

Wie schwer der Begriff Neuropathie zu fassen ist, zeigen auch Differenzen in der Abgrenzung zu weiteren Symptomkomplexen. Donner ist es wichtig, die Neurasthenie von anderen nervösen oder hypochondrischen Symptomen zu unterscheiden. So sei für die Neurasthenie die Erschöpfungsneigung gegenüber kleinsten Reizen jeder Art charakteristisch, während andere "nervöse Patienten" eine stärker psychisch bedingte Ermüdbarkeit gegenüber spezifischen Reizen zeigen. Auch seien die echten Neurastheniker weniger "launenhaft" und ihre depressive, mutlose Stimmung leicht von den "hypochondrischen Übertreibungen" der "Nervösen" abzugrenzen.[131] Mehr Schwierigkeiten bei

---

126 BAUER (1917) S. 136.

127 BORCHMANN (1907) S. 42. DONNER (1902) S. 3. KIEFER (1906) S. 2. MENG (1919) S. 14. SACHSENWEGER (1920) S. 39. SALLER (1946) S. 38. STAUFFER (1924) S. 15.

128 Vgl. BAUER (1917) S. 135f.

129 DORCSI (1984) S. 31f. MENG (1919) S. 14f. STAUFFER (1924) S. 15. Saller benennt das gleiche Erscheinungsbild als Neuropsychopathie. SALLER (1946) S. 38.

130 DONNER (1902) S. 2ff. SACHSENWEGER (1920) S. 38ff. Borchmann bezeichnet die Neurasthenie als funktionelle Krankheit, allerdings mit dem Hinweis, daß die Grenze zur Gesundheit sehr schwer zu bestimmen sei. Den Begriff der Neuropathie führt er nicht ein. BORCHMANN (1907) S. 41.

131 DONNER (1902) S. 21.

dieser Differenzierung sieht Borchmann. In einem Vortrag über Neurasthenie konstatiert er - wohl wissend, daß einige Ärzte die Neurasthenie gerade von der Hypochondrie und Hysterie[132] abgrenzen wollen - , daß die Neurasthenie lediglich ein neuer klinischer Begriff für das altbekannte Erscheinungsbild der Nervosität sei und nicht von der Hypychondrie oder auch der Hysterie unterschieden werden könne.[133] Kiefer dagegen gibt sich mit der Feststellung zufrieden, daß Nervosität, Neurasthenie, Hypochondrie und Hysterie eng verwandt seien. Ihre gemeinsame Grundlage liege in einer Schwäche des Nervensystems sowie dessen folglich erhöhter Erregbarkeit.[134] Stauffer thematisiert diese Problematik zwar nicht explizit, doch läßt sich seine Anschauung aus seiner Schilderung der neuropathischen Konstitution entnehmen. Gegenüber Kindheit und Jugend träten in der Symptomatik der neuropathischen Konstitution "Neurosen" stärker in den Vordergrund. Als solche zählt er sowohl die Neurasthenie, Hysterie, Hypochondrie als auch die Melancholie auf.[135] Auch Stauffer grenzt die verschiedenen Begriffe also nicht deutlich gegeneinander ab.

Die zuvor als "reizbare Schwäche" definierte neuropathische Konstitution wird von einigen Homöopathen noch ausführlicher beschrieben. So beobachtet Donner zwei charakteristische Tendenzen innerhalb der Gruppe der Neurastheniker. Bei den einen stehe die gesteigerte Erregbarkeit im Vordergrund. Diese bezeichnet Donner als erethische Neurastheniker und empfiehlt eine eher beruhigende Therapie. Die andere Gruppe werde stärker durch die auffällige Ermüdbarkeit bestimmt. Donner nennt sie deprimierte Neurastheniker und fordert folgerichtig eine anregende Therapie. Gerade für eine differenzierte Therapie schätzt Donner die vielfältigen Möglichkeiten der Homöopathie wie auch der Hydrotherapie und Diätetik.[136] Psychische und körperliche Charakteristik werden von den verschiedenen Autoren sehr einheitlich beschrieben. Die "reizbare Schwäche" zeigt sich nach übereinstimmender Meinung im seelischen Bereich als äußerste Stimmungslabilität wie auch Ängstlichkeit und Reizbarkeit. Menschen mit neuropathischer Konstitution haben zwar ein Talent, Dinge schnell aufzufassen - nicht zuletzt aufgrund einer großen Begeisterungsfähigkeit - , doch neigen sie ebenso dazu, schnell zu vergessen. Überhaupt können sie wenig Kontinuität und Durchhaltevermögen aufbrin-

132 So beschreibt z.B. Bauer die Neuropathie getrennt von der Hysterie. Letztere charakterisiert er durch große Suggestibilität, gering ausgeprägten Willen, sowie ebenfalls geringe Konzentrationsfähigkeit und schließlich die Neigung zu stärkeren Affekten. BAUER (1917) S. 148f.

133 Auch die Grenze zu Gesundheit auf der einen und organischer Krankheit auf der anderen Seite sei schwierig zu ziehen. BORCHMANN (1907) S. 41.

134 KIEFER (1906) S. 2.

135 STAUFFER (1924) S. 15.

136 DONNER (1902) S. 22f.

gen.[137] Die körperliche Symptomatik der neuropathischen Konstitution wird als äußerst vielgestaltig und variabel beschrieben. Laut der Darstellung einiger Homöopathen betrifft sie sämtliche Organbereiche: so z.B. das Nervensystem, Herz, Magen, Darm und Geschlechtsorgane. Dabei seien die Patienten auffallend schmerzempfindlich, besorgt und neigen zu Schlafstörungen.[138] Häufig sei Migräne und weiter eine allgemeine Neigung zu Krämpfen verschiedenster Art, die teilweise als "Spasmophilie"[139] bezeichnet wird.[140] Die Grundlage der Neurasthenie wird in einer genetischen Disposition sowie in Umwelteinflüssen und der Lebensführung gesucht.[141] Für ihre Therapie wird neben äußeren Anwendungen und allgemeinen Hinweisen zu Diät und Lebensführung[142] der Stellenwert einer homöopathischen Therapie unterschiedlich bewertet.[143]

Abschließend ist es interessant, eine Eingliederung der neuropathischen Symptomatik in die lymphatische Diathese zu betrachten, wie sie von Dorcsi vorgenommen wird. Es wurde bereits erwähnt, daß dieser die lymphatische Diathese in vier Phasen einteilt, deren Abfolge durch die alterstypische Dominanz einzelner Organbereiche bestimmt sei. Den Anfang bilden die bereits besprochene exsudative und lymphatische Phase mit ihrem Bezug zu Haut bzw. Lymphsystem. Ihnen folge mit der Ausreifung des vegetativen Nervensystems die neuropathische Phase. Den Abschluß bildet nach Dorcsi schließlich die psychopathische Phase, deren Symptomatik an die weitere Differenzierung des Zentralnervensystems geknüpft sei. Sowohl die psychische als auch die körperliche Charakteristik der neuropathischen Phase nach Dorcsi ähnelt den allgemeinen Beschreibungen der Neuropathie. Interessanter Weise differenziert auch Dorcsi - ähnlich wie Donner - nun allerdings für Kinder zwei charakteristische Untertypen: einen mehr torpiden, pastösen sowie einen anderen, den er als erethisch, mager und blaß beschreibt. Doch ist der Bezug von lymphatischer Diathese zu neuropathischer Konstitution in der Darstel-

137 MENG (1919) S. 14. SCHIMERT (1914) S. 39f. STAUFFER (1924) S. 15.

138 Vgl. BORCHMANN (1907) S. 40-45. DONNER (1902) S. 2-5, 21-23. KIEFER (1906) S. 2f. MENG (1919) S. 14f. SACHSENWEGER (1920) S. 39-41. SCHIMERT (1914) S. 1-3, 13-15, 26-28, 38-40, 52-53, 95-98, 118-121. STAUFFER (1924) S. 15.

139 MENG (1919) S. 14. STAUFFER (1924) S. 15.

140 Gemeint sind beispielsweise Krämpfe im Bereich des Atem- und Gastrointestinaltraktes - wie Glottiskrampf und Pylorospasmus - bis hin zur Epilepsie. MENG (1919) S. 14. STAUFFER (1924) S. 15.

141 KIEFER (1906) S. 2. SCHIMERT (1914) S. 13f. STAUFFER (1924) S. 15.

142 BORCHMANN (1907) S. 44-45. DONNER (1902) S. 21-23. SCHIMERT (1914) S. 95-97, 120-121. SACHSENWEGER S. 40f.

143 Während Borchmann angibt, wenig Erfolge mit homöopathischer Therapie - mit Ausnahme von Nux vomica - gehabt zu haben, weist Donner auf deren weitreichende Möglichkeiten hin, gerade auch der Vielgestaltigkeit der Symptome gerecht zu werden. Auch Schimert hebt die Bedeutung einer homöopathischen Therapie von Neurasthenikern hervor und gibt wie auch Sachsenweger diesbezüglich differenzierte Hinweise. BORCHMANN (1907) S. 45. DONNER (1902) S. 23. SACHSENWEGER (1920) S. 41. SCHIMERT (1914) S. 118-120.

lung Dorcsis nicht auf die neuropathische Phase beschränkt. Auch die lymphatische Phase zeigt mit einer Reihe von Symptomen wie Neigung zu Erbrechen, Nabelkoliken und Pylorospasmus Parallelen zu der schon beschriebenen "Spasmophilie". Die Frage nach der Abgrenzung zwischen lymphatischer Diathese und Neuropathie wird von Dorcsi allerdings nicht weiter thematisiert.[144]

Das vegetative Nervensystem betreffende Typologien

Neben der neuropathischen Konstitution werden als funktionell charakterisierte Typen vor allem solche von den Homöopathen aufgegriffen, die eine Unterteilung anhand unterschiedlicher Reaktionslagen des vegetativen Nervensystems treffen.

So greift Leeser unter anderem die Einteilung des vegetativen Nervensystems in Sympathikotonie und Parasympathikotonie auf, ohne sich allerdings ausdrücklich auf Eppinger und Hess[145] zu beziehen. Dabei erscheint Leeser diese extreme Polarisierung letztlich als zu eng. Dennoch erkennt er eine interessante und gut nachvollziehbare Parallele zu den Konstitutionstypen nach von Grauvogl und Kretschmer, wie sie bereits tabellarisch dargestellt wurden.[146]

Auch Saller nimmt auf die Bedeutung des vegetativen Nervensystems Bezug und beschreibt dessen Einfluß als Tageszeitkonstitution. Gerade die tageszeitabhängigen Symptome - wie charakteristische Verbesserungen bzw. Verschlechterungen des Befindens - sieht er in enger Korrelation zum vegetativen Nervensystem mit dessen spezifischer Tag-Nacht-Rhythmik.[147]

Eine weitere Typologie, die auf der Reaktionslage des vegetativen Nervensystems basiert, geht auf Lampert und Curry[148] zurück. Insbesondere Beuchelt beschäftigt sich mit ihr und erkennt eine Verwandtschaft zu den homöopathischen Arzneitypen. In dieser

---

144 DORCSI (1981) S. 47f. DORCSI (1984) S. 31f. Auch Saller sieht Gemeinsamkeiten zwischen der exsudativ-lymphatischen Diathese und der Neuropathie. In beiden Fällen sei ein Mißverhältnis zwischen dem einwirkenden Reiz einerseits und der Reaktion andererseits gegeben. Verschieden sei nur das Gebiet in dem sich dieses Mißverhältnis auswirke. Bei der exsudativ-lymphatischen Diathese seien es bekanntermaßen mehr Haut, Schleimhaut und Bindegewebe. Während bei der neuropsychopathischen Konstitution die psychische Symptomatik im Vordergrund stehe. SALLER (1946) S. 38f.

145 Vgl. Kapitel 2.3.4.

146 LEESER (1963) S. 445-448.

147 SALLER (1946) S. 13.

148 Vgl. hierzu Kapitel 2.3.4.

Korrelation sieht Beuchelt den großen therapeutischen Vorteil der Homöopathie, die so physikalische, diätetische und balneologische Therapie ergänzen könne. Diese vegetativ bestimmten Typen ordnet er in die von ihm entworfene typologische Gliederung der Konstitutionstypen ein. So konstatiert er eine Verbindung des K-Typs (Curry) zu den mesenchymalen Typen sowie des A-Typs (Lampert) bzw. G-Typ (Curry) zu den mesodermalen bzw. des B- (Lampert) und W- Typs (Curry) zu den entodermalen Typen. Durch diese Zuordnung ergeben sich diverse weitere Bezüge, die der bereits gegebenen tabellarischen Übersicht zu entnehmen sind.[149]

Endokrinologisch charakterisierte Typen

Bedeutenden Einfluß auf die Konstitution hat auch das endokrine System: zum einen über die Ausbildung des männlichen bzw. weiblichen Geschlechtes, zum anderen in den vielfältigen Wirkungen der übrigen endokrinen Organe.

In der homöopathischen Literatur wird häufig betont, wie stark das Geschlecht die Ausprägung der Konstitution beeinflußt. So weist Leeser darauf hin, daß sich die hormonal bedingte Geschlechtstypik nicht nur somatisch, sondern auch psychisch zeige.[150] Um diesen Einfluß des Geschlechtes auf die Konstitution zu verdeutlichen, stellt Beuchelt in seinem Lehrbuch die Typeneinteilung nach W.S. Schlegel dar. Letzterer beschreibt eine andromorph-gynäkomorphe Typenvariationsreihe, wobei die Typen sowohl psychisch als auch körperlich charakterisiert werden. Polare Typen bilden der andromorphe Athletiker einerseits sowie der andromorphe Astheniker andererseits. Gynäkomorphe Varianten des Athletikers und des Asthenikers stellen die Übergangsformen dar. Dabei betont Beuchelt, daß der mehr andro- bzw. gynäkomorphe Typus nicht mit dem tatsächlichen Geschlecht übereinstimmen müsse.[151] Einen ähnlichen Aspekt betont Saller, wenn er die

---

149 BEUCHELT (1954) S. 298. BEUCHELT (1983) S. 15f, 39f. Vgl. Tabelle. In einem unveröffentlichten Manuskript beschäftigt sich auch Recheis mit den vegetativen Typen nach Lampert und Curry. Neben einer ausführlichen Charakterisierung der beiden polaren W- und K-Typen nach Curry weist er auch auf deren große Bedeutung für die Homöopathie hin. Gerade bei chronischen aber auch bei akuten Krankheiten sei es wichtig, den Typ zu erfassen, um das ähnlichste Mittel zu finden. Recheis nennt sodann für eine Vielzahl homöopathischer Arzneien ihren Bezug zu dem K- bzw. W-Typus, wobei er deutlich zwischen gesicherten und ungesicherten Zuordnungen unterscheidet. RECHEIS (unveröffentlichtes Manuskript).

150 LEESER (1963) S. 436.

151 Solch eine Typenerfassung sei gerade auch für die Erkenntnis verschiedener Krankheitsdispositionen von Bedeutung und ziehe therapeutische Konsequenzen nach sich. So brauchen Andromorphe nach Beuchelt mehr Lockerung und Entspannung, während Gynäkomorphe eher Stabilisierung benötigen. BEUCHELT (1983) S. 17-21.

Ansicht äußert, daß das Geschlecht zu bestimmten Krankheiten und Krankheitsverläufen disponiert.[152] Dementsprechend fordert er auch hier eine spezifische homöopathische Therapie. Saller weist darauf hin, daß viele homöopathische Arzneien entweder dem weiblichen oder dem männlichen Geschlecht näher stehen.[153] Auch Stiegele betont ganz allgemein die Bedeutung der Geschlechtsunterschiede für die homöopathische Therapie.[154]

Neben dem Geschlecht werden noch weitere endokrinologische Einflüsse auf die Konstitution genannt. Während manche Autoren wie Savelsberg und Scheidegger die Bedeutung der Endokrinologie mehr allgemein betonen[155], greifen andere konkrete Zusammenhänge heraus. So verdeutlicht Meng anhand einiger Beispiele die endokrine Grundlage sogenannter konstitutioneller Krankheiten.[156] Er zitiert z.B. den umfassenden Einfluß der Schilddrüse auf den gesamten Organismus und weist insbesondere auf die typische Klinik der Hypothyreose mit Kälteempfindlichkeit, Neigung zu Adipositas und Erkältungsdisposition hin. Oft zitierte Beispiele darüber hinaus sind endokrine Erkrankungen, die sich neben anderen Symptomen in Variationen des Körperbaus äußern. Meng nennt "Gigantismus" und "Infantilismus".[157] Auch Scheidegger führt in seiner Darstellung unterschiedlicher Konstitutionstypen solche Typen wie den "Eunuchoidismus" und "Infantilismus" auf, wobei er deren mögliche Ursachen differenziert. Gerade für den "Infantilismus" nennt er ein breites Spektrum, das über die endokrine Ätiologie hinausweist.[158] Auch Leeser erwähnt solche endokrin bedingten Typen, geht aber im Gegensatz zu den anderen Autoren auch auf die Frage nach ihrem Stellenwert ein. Je nach Ausprägungsgrad handele es sich entweder um endokrine Krankheitsbilder oder bei nur geringem Krankheitswert um Konstitutionsanomalien. Beispielhaft für letztere nennt er "Akromegaloide, Eunuchoide, Maskulinismen bei Frauen, Feminismen bei Männern mit Hypoplasien oder Dysplasien der entsprechenden Sexualorgane und Infantilismen"[159]. Leeser wendet sich dagegen, solche Anomalien als Konstitutionstypen zu bezeichnen.[160] Genauer begründet er dies für die B- (Basedowoiden) und T-

---

152 So seien beispielsweise Leberkrankheiten bei Frauen häufiger. SALLER (1946) S. 12.

153 SALLER (1946) S. 12.

154 STIEGELE (1928/29) S. 396.

155 Neben dieser allgemeinen Feststellung weisen sowohl Scheidegger als auch Savelsberg, wie bereits angedeutet wurde, auch auf eine ihrer Meinung nach bestehende endokrine Beeinflussung von Rassemerkmalen hin. SAVELSBERG (1943) S. 68. SCHEIDEGGER (1928) S. 282.

156 Als konstitutionell werden damals all jene Krankheiten bezeichnet, deren Einfluß sich auf den gesamten Organismus erstreckt.

157 MENG (1919) S. 4.

158 SCHEIDEGGER (1929) S. 317ff.

159 LEESER (1963) S. 439.

160 Dabei kritisiert er gut nachvollziehbar den Begriff des dysplastischen Konstitutionstyps, wie Kretschmer ihn einführt. Seiner Ansicht nach entspricht er lediglich einem Sammelbegriff für verschie-

(Tetanoiden) Typen nach Jaensch. Auch wenn deren Typologie mehrere Kennzeichen zugrunde lägen, seien diese letztlich nur partikular und reichten zur Charakterisierung von umfassenderen Konstitutionstypen nicht aus.[161]

Psychologisch charakterisierte Typen:

Die antike Temperamentenlehre

Neben den neueren psychologisch-charakterisierten Typen[162] kann unter diesen Oberbegriff auch die antike Temperamentenlehre[163] gefaßt werden. Während zu anderen psychologisch-charakterisierte Typen nur partiell ein Bezug hergestellt wird[164], gewinnt gerade die Temperamentenlehre für die neuere homöopathische Lehre große Bedeutung. Im folgenden soll daher ausschließlich diese Verbindung näher betrachtet werden.[165] Ein besonderes Verdienst kommt dabei nach Einschätzung Dorcsis und auch Kühnens in erster Linie Flury zu.[166] Angeregt durch die Beschäftigung mit der hippokratischen Säftelehre und der aristotelischen Philosophie benutzt dieser die Temperamentenlehre, um den homöopathischen Arzneischatz neu zu ordnen. Er selbst hat seine Anschauungen allerdings nie veröffentlicht. Jedoch griffen einige Homöopathen - insbesondere Vertreter der Wiener Schule - seine in Vorträgen dargestellten Ideen auf und veröffentlichten sie. So gibt Dorsci - in Anlehnung an Flury - einen sehr umfassenden tabellarischen Überblick über verschiedenste Kriterien, die zur Temperamentsdiagnose herangezogen werden können. Solche Kriterien sind neben dem bekannten Bezug zu den Qualitäten[167] und den Elementen u.a. einige Aspekte der äußeren Erscheinung bzw. Ausstrahlung eines Menschen wie der Körperbau, der Blick, die Stimme oder das Gesicht. So sei der Körperbau des Cholerikers beispielsweise eher kräftig und straff, der des Melancholikers ebenfalls kräftig und dabei hart, dagegen der des Sanguinikers zart und weich, der

---

dene Konstitutionsanomalien und nicht etwa, wie dies zu fordern wäre, einem Typus, der in sich mehrere Varianten umschließt. LEESER (1963) S. 439. Vgl. Kapitel 2.3.4.

161 LEESER (1963) S. 439f. Mit diesem Einwand weist Leeser auf eine sehr wesentliche Unterscheidung hin, wie sie auch der Differenzierung von Partial- und Totaltypen zugrunde liegt. Vgl. hierzu Kapitel 2.2.1.

162 Vgl. Kapitel 2.3.4.

163 Vgl. Kapitel 2.3.1.

164 Vgl. z.B. Wassily, der wie bereits dargestellt wurde, die Integrationstypen nach E.R. Jaensch zu Rassetypen in Beziehung setzt. WASSILY (1938) S. 1274-1276.

165 Die eng an diesen Ausbau der homöopathischen Lehre angrenzende, mehr allgemeine Diskussion um die Rolle, welche psychische Symptome für die Arzneimittelwahl spielen, soll hier nicht näher ausgeführt werden.

166 DORCSI (1984) S. 29. KÜHNEN (1979) S. 177f.

167 Auf die Bedeutung der Gegensatzpaare für die Wiener Schule wurde bereits hingewiesen. Über die Qualitätenpaare warm-kalt und trocken-feucht, wie bereits Alkmaion sie kennt und Aristoteles sie zu den Elementen in Beziehung setzt (vgl. Kapitel 2.3.4.), entsteht nun der charakteristische Bezug zu den Temperamenten.

des Phlegmatikers lax und schwammig. Das Gesichts wird für den Choleriker als rot, gelblich und ausdrucksvoll, für den Melancholiker als kreidig, käsig und prägnant beschrieben. Wieder ist der Unterschied zum Sanguiniker auffallend. Sein Gesicht erscheine als rosig, wechselnd, fein und zart, dagegen das des Phlegmatikers als blaß, farblos und eher formlos, mollig.[168] Wiederum entsprechend der Darstellung Flurys ordnen nun Dorcsi wie auch Kühnen einige homöopathische Arzneimittel den Temperamenten, wie auch den ihnen entsprechenden Qualitäten zu.[169]

3.3.3 Bezüge der schulmedizinischen Konstitutionslehren zum homöopathischen Arzneimittel-Typus

Neben der zuletzt besprochenen, mehr allgemein gehaltenen Diskussion schulmedizinischer Lehre innerhalb der homöopathischen Literatur finden die schulmedizinischen Konstitutionslehren in zweifacher Hinsicht spezielleren Eingang in die homöopathische Lehre: zum einen in der Beschreibung von Arzneimittel-Typen und zum anderen in der Charakterisierung von breiter und allgemeiner gefaßten Konstitutionstypen. Bevor nun zunächst deren Bedeutung für die Charakterisierung der Arzneimittel-Typen untersucht werden soll, scheint es sinnvoll, erst den verschiedenen Nuancierungen dieses Begriffes nachzugehen.

Das homöopathische Arzneimittelbild als Typus

Der Begriff des Typus wird im medizinisch-psychologischen Bereich im allgemeinen in der Bedeutung von Grundform oder auch Merkmalskomplex verwandt.[170] Auch in den homöopathischen Arzneimittel-Beschreibungen kommen die verschiedensten Merkmalen bzw. Symptomen vor. Allerdings besteht die Arzneimittel-Lehre Hahnemanns lediglich aus Aneinanderreihungen einzelner Symptome, wie sie sich aus den Arzneimittel-Prüfungen ergeben. Es handelt sich also um Symptomensammlungen, die kein zusammenhängendes Bild ergeben. Nur bei einigen Arzneimitteln geht Hahnemann über diesen nüchternen Bericht hinaus und konstatiert bei welchen psychischen bzw. körperlichen Merkmalen einzelne Arzneimittel besonders gut wirken.[171] In diesen Fällen erkennt man ansatzweise eine Fortentwicklung der homöopathischen Lehre, die maßgeblich durch therapeutische Erfahrungen beeinflußt ist. So werden die somatischen und

---

168 DORCSI (1984) S. 29f.
169 DORCSI (1982)b S. 62ff. KÜHNEN (1979) S. 177ff.
170 Vgl. Kapitel 2.2.1.
171 Vgl. Kapitel 3.1.2.

psychischen Prüfungssymptome auch für weitere Arzneimittel durch zusätzliche Charakteristiken, wie z.B. die des Körperbaus oder des Temperamentes, ergänzt. Dadurch entstehen Arzneimittel-Beschreibungen, die nach der Meinung von Quilisch und Gawlik geradezu Portraits von Persönlichkeiten entwerfen.[172] Es handelt sich nun also tatsächlich nicht mehr um die alleinige Aufzählung von Symptomen, sondern um Gesamtbilder, auf die die Definition des Typus angewandt werden kann. Ob es sich dabei immer um Totaltypen handelt, wie die Charakterisierung als Persönlichkeiten nahelegt, soll im folgenden untersucht werden.

Sowohl die Art der Prüfungssymptome als auch therapeutische Erfahrungen zeigen, daß die homöopathischen Arzneimittel einen sehr unterschiedlich weitreichenden Einfluß auf den Menschen ausüben. Dieses differierende Wirkungsspektrum wird von einigen Homöopathen zu einer Einteilung der Arzneimittel herangezogen. Grundlegend erscheint hierzu unter anderem die Darstellung Leesers. Er unterscheidet vier verschiedene Ebenen. Den kleinsten Wirkungskreis weisen Arzneimittel mit einer speziellen Affinität zu einem Organ auf. Leeser bezeichnet sie als organotrop. Sei ein Mensch gegenüber einem solchen Mittel besonders empfindlich, lasse dies zwar nicht auf seine Konstitution, wohl aber auf eine besondere Organdisposition schließen.[173] Das nächst größere Spektrum unterliegt für Leeser den Heilmitteln, die nicht nur einzelne Organe, sondern ganze Organsysteme beeinflussen. Allerdings seien solche Arzneien meist bei Allgemeinkrankheiten indiziert, denen keine spezielle Disposition zugrunde läge. Entsprechend handele es sich bei den Mitteln auch meist um Substanzen, für welche die meisten Menschen ähnlich empfänglich seien.[174] Für die letzten beiden Ebenen unterscheidet Leeser Konstitutionsmittel ersten sowie zweiten Ranges. Den Kriterien der Konstitutionsmittel ersten Ranges genügen Leeser nur diejenigen, die einerseits einen umfassenden Einfluß auf den gesamten Menschen zeigen und für deren Wirksamkeit andererseits - solange nicht sehr hoch dosiert wurde - eine besondere Empfänglichkeit notwendig sei. Beide Kriterien sieht Leeser nur bei Arzneien erfüllt, die selbst auch als körpereigene Stoffe vorliegen. Einer solchen Empfänglichkeit liege eine ganz besondere Konstitution zugrunde, die so spezifisch sei, daß sie nach dem entsprechende Mittel benannt werden könne. Für Konstitutionsmittel zweiten Ranges gelte zwar auch die Voraussetzung einer konstitutionsspezifischen Empfänglichkeit, doch sei ihr Einfluß im Gegensatz zu Konstitutionsmitteln ersten Ranges etwas kleiner, zudem zeige ihre Wir-

---

172 GAWLIK (1990) S. 16f. QUILISCH (1949) S. 226f.

173 Beispielhaft nennt er Cantharis für die Harnwege und Cactus für Herz und Aorta. LEESER (1933) S. 47.

174 Solche Organsysteme sind nach Leeser beispielsweise das Gefäß-, Lymph- oder Nervensystem. LEESER (1933) S. 47.

kung oft einen Schwerpunkt für ein Organsystem, wenn dieses wiederum auch den ganzen Menschen beeinflusse. Leeser bezeichnet diese Konstitutionsmittel als abgeleitet, da sie auf Konstitutionen wirken, die entweder Ausdruck bestimmter - z.B. endokrin beeinflußter - Entwicklungsphasen[175] oder auf dem Boden eines bestimmten Krankheitsbildes[176] entstanden seien.[177] Diese Arzneimittel-Gliederung erscheint gut nachvollziehbar und wird in ähnlicher Form von einigen Autoren aufgegrifffen[178], während andere eigene Einteilungen bevorzugen.

So unterscheidet Stiegele drei Gesichtspunkte bei der Arzneimittel-Wahl: den organotropen, den konstitutionellen und den personotropen. Der organotrope Gesichtspunkt ähnelt der Darstellung Leesers. Auch Stiegele berichtet von der Affinität einzelner Arzneimittel zu bestimmten Organen. Anders als Leeser spricht er jedoch auch solchen Organdispositionen eine konstitutionelle Färbung zu. Von den organotropen grenzt er eine weitere Gruppe sogenannter konstitutioneller Heilmittel[179] ab, die stärker auf bestimmte Konstitutionstypen wie den Lymphatismus oder die Asthenie orientiert seien.[180] Seine Darstellung des personotropen Gesichtspunktes ist nun gerade in der Abgrenzung zu dem konstitutionellen interessant. Als personotrop bezeichnet er nämlich Arzneimittel, deren Charakteristik die individuelle Eigenart des Patienten erfaßt.[181] Seine Beschreibung erinnert hierbei an die Arzeimittel, die Leeser als Konstitutionsmittel ersten Ranges bezeichnet. Dagegen korrelieren die als konstitutionell benannten Mittel mit allgemeiner ge- faßten Konstitutionen wie den Typen der Krankheitsdisposition. Dadurch scheint eher eine Parallele zu den Konstitutionsmitteln zweiten Ranges nach Leeser vorzuliegen, was die jeweils als Beipiele genannten Arzneimittel auch bestätigen.[182]

---

175 So entsprechen für Leeser z.B. Sepia und Pulsatilla bestimmten Phasen der weiblichen Entwicklung. Leeser erklärt sich den Bezug dieser Heilmittel zu bestimmten Konstitutionstypen über die Nähe zu endokrinen Organen, die ihrerseits konstitutionsverändernd auf den Organismus wirken. LEESER (1933) S. 49.

176 Beispielhaft nennt Leeser die Affinität von Aurum zum Habitus apoplecticus (vgl. Kapitel 2.3.4.), der seinerseits auf dem Krankheitsbild des roten Hochdruckes beruhe, oder von Lycopodium und Berberis zu lithämisch-arthritischen Veränderungen, die ebenfalls bereits Folge von Erkrankung seien. LEESER (1933) S. 49.

177 LEESER (1933) S. 47ff.

178 So bezieht sich z.B. Assmann ausdrücklich auf die Einteilung Leesers und gibt sie in leicht abgewandelter Form wieder. Abweichend von Leeser unterscheidet er nicht Konstitutionsmittel ersten und zweiten Ranges, sondern faßt sie zu einer Gruppe zusammen. ASSMANN (1934) S. 213f.

179 Beispielhaft nennt er Pulsatilla, Nux vomica, Calcium carbonicum und Calcium phosphoricum. STIEGELE (1941) S. 56f.

180 Interessanterweise wählt Stiegele hier also beispielhaft zwei durch Krankheitsdisposition geprägte Konstitutionstypen.

181 Um das für einen Patienten personotrope Heilmittel zu finden, sei insbesondere das Erfassen der Modalitäten eine wertvolle Hilfe.

182 STIEGELE (1941) S. 56f. Auch die Einteilung Stiegeles wurde von späteren Homöopathen, so z.B. durch Bloß aufgegriffen. BLOSS (1951) S. 36.

Auch Saller schlägt eine Gliederung der homöopathischen Arzneimittel vor, wobei er sich ausdrücklich auf Stiegele bezieht und dessen Unterscheidung von organo- und personotropen Mitteln übernimmt. Er selbst bevorzugt für die als konstitutionell bezeichneten Arzneien den Begriff der Typenmittel und unterscheidet zusätzlich sogenannte histio- und funktionotrope Arzneimittel.[183] In der Charakterisierung der organotropen Mittel ähnelt sich die Sicht von Leeser, Stiegele und auch Saller. Doch ergänzt letzterer den Begriff der Organotropie um die Funktionotropie, da oft weniger das Organ selbst als vielmehr die Organfunktion beeinflußt werde. Beide Begriffe erscheinen in seiner Darstellung allerdings nahezu äquivalent. Zwischen Organo- bzw. Funktionotropie ordnet Saller ähnlich wie Leeser eine weitere Mittelgruppe ein: die sogenannten histiotropen Arzneien. Wie der Name nahelegt, sind damit solche Heilmittel gemeint, deren Wirkung sich auf eine bestimmte Gewebsart erstreckt.[184] Diese Gruppierung erinnert an diejenige, welche nach Leeser eine besondere Beziehung zu einzelnen Organsystemen haben soll. An die histiotropen Mittel grenzen für Saller eng die sogenannten Typenmittel[185] an, die seiner Ansicht nach eine besondere Affinität zu bestimmten Konstitutionstypen aufweisen. Beispielhaft nennt er ebenfalls den Lymphatismus und zusätzlich den Rheumatismus.[186] Seine Charakterisierung der Typenmittel ähnelt sowohl in ihrer Ausrichtung auf Typen der Disposition als auch in den beispielhaft genannten Arzneimitteln an die Konstitutionsmittel zweiten Ranges (Leeser) bzw. an die konstitutionellen Arzneien (Stiegele). Für die letzte Mittelgruppe, die personotrope, knüpft Saller an Stiegele an. Es handelt sich dabei um Arzneien, die in ihrem Wirkungsraum auf die individuelle Eigenart eines Menschen abgestimmt sind.[187] Wie schon für die personotropen Mittel nach Stiegele festgestellt wurde, ähnelt diese Mittelgruppe den von Leeser beschriebenen Konstitutionsmitteln ersten Ranges. Anders als Leeser und Stiegele grenzt Saller sie deutlich von den übrigen Arzneimittel-Gruppierungen ab, da personotrope Mittel immer gleichzeitig auch organo-, histio- und funktionotrop sowie Typenmittel seien.[188]

---

[183] SALLER (1946) S. 22. Neben diesen kennt Saller auch noch - meist schulmedizinische - ätiotrope Mittel. Als solche bezeichnet er all diejenigen, welche gegen klar abgegrente äußere Krankheitsursachen gerichtet sind. SALLER (1946) S. 19.

[184] Saller nennnt in diesem Zusammerhang z.B. Silicea für das Bindegewebe, Bryonia für die serösen Häute und Belladonna für das vegetative Nervensystem. SALLER (1946) S. 21.

[185] Als Typenmittel bezeichnet Saller beispielsweise Pulsatilla, Rhus. tox., Calcium carbonicum oder Calcium phosphoricum.

[186] Auch Saller versteht also unter Konstitutionstypen insbesondere solche, die durch Krankheitsdispositionen gekennzeichnet sind.

[187] Auch Saller weist besonders auf die Bedeutung der Modalitäten für eine solche Mittelwahl hin.

[188] SALLER (1946) S. 19ff.

Leeser	Stiegele	Saller[189]
organotrop	organotrop	organotrop/ funktionotrop
auf Organsysteme wirkende Mittel	-	histiotrop
Konstitutionsmittel ersten Ranges	personotrop	personotrop
Konstitutionsmittel zweiten Ranges	konstitutionell	Typenmittel

Betrachtet man zusammenfassend die vier Mittelgruppierungen Leesers und Sallers sowie die drei Ordnungsschemata Stiegeles, ergibt sich folgendes Bild des Arzneimittelverständnisses.

Die Kriterien eines psycho-physischen Totaltypus[190] als einer Charakteristik, die die Einheit von Körper, Seele und Geist umgreift, erfüllen im engeren Sinne eigentlich nur die als personotrop bzw. Konstitutionsmittel ersten Ranges bezeichneten Arzneien. Für die anderen Mittelgruppen werden - von den Autoren unterschiedlich - teilweise spezifische Dispositionen beschrieben. So spricht Leeser ausdrücklich von Organdispositionen für die insbesondere Arzneimittel, die er als organotrop benennt, indiziert seien. Saller und Stiegele kennen zwar auch organotrope Arzneimittel, legen sich jedoch nicht auf entsprechende Organdispositionen fest. Insoweit Arzneimittel in ihrer Charakteristik ein Bild entwerfen, das auf die Symptomatik einer speziellen, charakteristischen Organschwäche übertragbar erscheint, könnte der Begriff des Partialtypus auf solch ein Arzneimittelbild angewandt werden. In den meisten Fällen wird die körperliche Symptomatik im Vordergrund stehen, so daß es sich im engeren Sinn um somatische Partialtypen handeln würde. Das nächst weitere Wirkungsspektrum zeigt die Gruppe der auf ein spezielles Organsystem wirkenden Mittel (Leeser) bzw. die histiotropen Arzneien (Saller). Weder Leeser noch Saller sprechen der Krankheitssymptomatik, die zur Indikation der bezeichneten Mittel führt, den Charakter einer speziellen Disposition zu. Angesprochen sind mehr Allgemeinerkrankungen ohne besondere konstitutionelle Charakteristik. Die Frage, inwiefern die Arzneimitteldarstellungen eine Symptomatik beschrei-

---

189 Ähnliche Einteilungen werden noch von weiteren Autoren getroffen. Hingewiesen sei auf zwei ausführliche Artikel Hans Breyers, der die "Schichten der Ähnlichkeit" untersucht sowie das Lehrbuch Quilischs, welches er u.a. nach Histiotropie, Organotropie, Funktiotropie und Personotropie gliedert. BREYER (1926) S. 2-22. BREYER (1936) S. 640-648, 688-692, 712-715. QUILISCH (1949).

190 Vgl. Kapitel 2.2.1.

ben, die typushaften Charakter in sich trägt, muß offen bleiben. Eine solche Charakteristik wird jedenfalls von den homöopathischen Autoren im Gegensatz zu der nächsten Mittelgruppe nicht beschrieben. Diese als Konstitutionsmittel zweiten Ranges (Leeser), konstitutionell (Stiegele) bzw. als Typenmittel (Saller) benannten Arzneien werden übereinstimmend Konstitutionstypen zugeordnet. Zur Illustration weisen die Homöopathen z.B. auf den Lymphatismus, den Arthritismus oder durch das endokrine System geprägte Typen hin. Dabei handelt es sich sämtlich - ohne daß dies von den einzelnen Autoren diskutiert würde - um durch Krankheitsdisposition gekennzeichnete Typen. Zwar umfassen solche Dispositionen einen weit größeren Anteil des Menschen als die Organdispositionen, doch gilt auch für sie, daß sie einen Teilaspekt - den der Disposition - betonen und somit als Partialtypus aufzufassen sind. Wie die Darstellung einiger dieser Typen deutlich zeigte, umfaßt ihre Charakteristik teilweise auch psychische Symptome. Eine Einschränkung des Partialtypus auf den somatischen Bereich liegt also nicht nahe, im Gegenteil grenzt der hier beschriebene Partialtypus eher schon an die Charakteristik eines psycho-physischen Totaltypus an.

Für die weitere Untersuchung der Verbindung homöopathischer und schulmedizinischer Konstitutionslehre sind vor allem Arzneimittel-Typen mit besonderer Beziehung zu Typen der Disposition und weiter solche, die als psycho-physische Totaltypen aufgefaßt werden können, relevant. Die organotropen bzw. auf Organsysteme ausgerichteten Arzneimittel-Typen sollen hier nicht näher besprochen werden, da sie keine umfassende konstitutionelle Charakteristik aufweisen.

Die Bezüge des Arzneimittel-Typs zu schulmedizinischen Typen

Nachdem nun die Anwendbarkeit des Typusbegriffes auf homöopathische Arzneimittel betrachtet worden ist, kann in einem nächsten Schritt der Eingang schulmedizinischer Typenlehren in die Beschreibung der homöopathischen Arzneimittel-Typen verfolgt werden.[191] Dieser Zusammenhang wird besonders von Saller sehr eindrücklich beschrieben:

> "Die homöopathischen Typenbilder sind empirisch und unabhängig von der Entwicklung der klinischen Typenlehre gewonnen. Ihr Verständnis läßt sich jedoch erheblich erleichtern, ihr Inhalt sich dabei zugleich wesentlich vertiefen, wenn man versucht, sie mit den klinischen Typenbildern zu verknüpfen.

[191] Dies kann nur exemplarisch geschehen, da es den Rahmen dieser Arbeit sprengen würde, sämtliche homöopathische Arzneimittellehren vollständig auf solche Bezüge zu untersuchen.

Tatsächlich zeigen die homöopathischen und die klinischen Typenbilder in zahlreichen Punkten geradezu Übereinstimmung und unterscheiden sich nur durch andere Namen jeweils voneinander;"[192]

Damit wird gleichzeitig ein weiterer wesentlicher Aspekt angeschnitten. Ein entscheidendes Charakteristikum der homöopathischen Lehre liegt in der Natur des Arzneimittelbildes. Dieses bietet die Möglichkeit, die verschiedenen Konstitutionslehren, die trotz ihrer Vergleichbarkeit nur selten ganz zur Deckung zu bringen sind, zueinander in Beziehung zu setzen und in einem (Arzneimittel-) Typus zu integrieren.[193] Dabei ist es durchaus möglich, daß solch ein Arzneimittel Affinitäten zu verschiedenen Typen aufweist, beispielsweise zu verschiedenen Temperamenten oder Körperbautypen.[194]

Durch die Disposition charakterisierte Typen

Zunächst sollen die Typen der Krankheitsdisposition näher betrachtet werden. Abgesehen von ihrer Beziehung zur Lehre Hahnemanns und von Grauvogls finden sie auch breite Aufnahme in Darstellungen einzelner Arzneimittel. Solche Bezüge arbeitet Saller insbesondere für jene Arzneimittel heraus, die er als Typenmittel bezeichnet.[195] Auch Mezger bespricht sogenannte Konstitutionskrankheiten - wie Rachitis, exsudative Diathese und Skrofulose - und nennt entsprechend indizierte homöopathische Heilmittel, die er in ihrem Typus beschreibt.[196] Wie bereits dargestellt wurde, kennt Dorcsi verschiedene Aspekte, die er zur Charakterisierung und Ordnung der homöopathischen Arzneien heranzieht. Eines dieser Kriterien sind die Diathesen. So nennt er für die lymphatische, lithämische und destruktive Diathese[197] jeweils eine Gruppe entsprechender Heilmittel.[198] Neben den genannten Homöopathen nehmen auch weitere Autoren wie z.B. Savelsberg und Ortloff auf solche Charakterisierungen Bezug.[199]

---

192 SALLER (1946) S. 41.

193 Diesen Aspekt betont - worauf bereits hingewiesen wurde - insbesondere auch Leeser. Vgl. LEESER (1928/29) S. 162f. LEESER (1933) S. 22f.

194 Solche Überschneidungen fallen in einigen der später zitierten Darstellungen auf.

195 SALLER (1946) S. 37ff.

196 MEZGER (1950) S. 20ff.

197 Wie dargestellt werden wird, prägt Dorcsi für das syphilitische Miasma den Begriff der destruktiven Diathese. DORCSI (1981) S. 58.

198 Folgende Arzneien nennt Dorcsi für die lymphatische Diathese: Acid. phosph., Abrotanum, Agaricus, Antim. crud., Hepar sulf., Silicea, Calc. carb., Calc. phosph., Calc. fluor., Magn. carb., Psorinum, Tuberculinun.
Unter der Rubrik der lithämischen Diathese zählt er auf: Acid. benz., Berberis, Solidago, Acid. oxal, Ledum, Lithium, Antim. crud., Calc. carb., Capsicum, Dulcamara, Guajacum und Medorrhinum.
Der destruktive Diathese entsprechen: Acid. fluor., Acid. nit., Alumina, Argent. nit., Arsen, Cancerosinum, Kal. bi., Conium, Hydrastis, Kreosotum, Jod und Thallium. Vgl. DORCSI (1982)b S. 55ff. DORCSI (1984) S. 28.

199 ORTLOFF (1959) S. 463. SAVELSBERG (1943) S. 97-110.

Durch den Körperbau charakterisierte Typen

Die Typen des Körperbaus haben besondere Bedeutung in der Lehre Beuchelts und der Wiener Schule. Aber auch andere Autoren greifen sie zur Arzneimittelcharakteristik auf.

So zeigt das Lehrbuch Beuchelts "Homöopathische Reaktionstypen" schon in seiner Gliederung nach korpulenten und hageren Typen den besonderen Stellenwert, den dieser dem Körperbau zuweist. Unter die korpulenten Typen faßt er dysplastische, gedunsene Typen und korpulente Stoffwechsel-Typen zusammen. Untergruppen zu hageren Typen mit neurasthenischen Zügen sind neurotische mit reizbarer Schwäche, asthenische mit körperlicher und seelischer Schwäche, endokrine mit Grundumsatzsteigerung, Kreislauf- Typen mit fehlerhafter Blutverteilung und venöser Stase und Leber-Typen mit gelblicher Gesichtsfarbe. Schon die Titel der Unterrubriken - wie endokrine, Kreislauf- oder Lebertypen - zeigen an, daß Beuchelt hier Körperbautypen mit Typen der Krankheitsdisposition korreliert. Unter jeder dieser Gruppen stellt er die dazugehörigen homöopathischen Arzneimittel dar.[200] Da Beuchelt der Physiognomik große Aussagekraft zuspricht, wählt er zur Illustration der Arzneimittel-Typen die Wiedergabe charakteristischer Photos. Aufgrund der ausgeprägten Verknüpfung innerorganischer Prozesse mit der äußeren Erscheinung, speziell der Zeichnung des Gesichtes, bestehen seiner Auffassung nach enge Beziehungen zwischen Konstitution, Physiognomik und homöopathischen Reaktions-Typen.[201]

Auch die Wiener Schule nimmt neben anderen Konstitutionstypen sehr ausführlich auf Körperbautypen Bezug und hier insbesondere auf die Typologie Kretschmers. Wie bereits erwähnt[202], nennt Dorcsi für die Bestimmung der Konstitution verschiedene Krite-

---

200 Unter der Rubrik der korpulenten Typen nennt Beuchelt für die dysplastischen Kalium carbonicum, Barium carbonicum, Calcium carbonicum, Hepar sulf.und Thuja sowie für die Stoffwechelstypen Antimon crudum, Aurum, Pulsatilla, Graphites und Mercurius.
Bei den hageren Typen führt er für die neurotischen Alumina, Argentum, Magnesium carb., Magn. muriaticum, Magn. phosph., Magn. sulf., Ignatia und Platin auf und für die asthenischen Calcium phophoricum, Phosphor, Silicea und Natrium muriaticum. Unter den endokrinen Typen nennt er Arsen und Jod, den Kreislauf-Typen Ferrum, Sulfur und Carbo vegetabilis und schließlich für die Leber-Typen Nux vomica, Lycopodium und Sepia. BEUCHELT (1983) S. 52ff.

201 BEUCHELT (1983) S. 48ff. In folgendem Zitat kommt Beuchelts Standpunkt besonders gut zum Ausdruck:
"So wird die homöopathische Erfassung der Persönlichkeit im homöopathischen Reaktions-Typ und dessen Darstellung im Bild geradezu zu einer homöopathischen Physiognomik mit der Möglichkeit therapeutischer Auswertbarkeit. Das aber ist der tiefere Sinn homöopathischer Typenbilder." BEUCHELT (1983) S. 49. Im Original fett: "homöopathischen Physiognomik".

202 Vgl. Kapitel 3.3.2.

rien, welche nicht alle den Körperbau betreffen. Trotzdem sollen sie hier zitiert werden: asthenisch, pyknisch, rot, blaß, trocken, feucht, frostig, hitzig, ruhig und unruhig.[203]

Nur kurz sei noch beispielhaft auf einige andere Autoren verwiesen, die ebenfalls Körperbautypen in ihre Arzneimitteldarstellung aufnehmen. So greift Ortloff sowohl die Lehre Kretschmers als auch die Sigauds auf.[204] Stockebrandt und May beziehen sich allein auf Kretschmer[205], während Münch neben diesem auch auf Stiller Bezug nimmt[206].

Durch die Rasse charakterisierte Typen

Für den Eingang der umstrittenen Rassenlehre auch in die homöopathische Lehre und deren Arzneimittel-Beschreibungen sei z.B. auf Wassily verwiesen, dessen Anschauungen bereits in einem vorhergehenden Kapitel kommentiert wurden. Wassily postuliert, daß sich Rassen mit ihrer körperlichen und seelischen Charakteristik zu den homöopathischen Arzneimittelbildern in Beziehung setzen lassen, wobei die seelische Charakteristik ausdrucksstärker als die körperliche sei. Mit dieser Zuordnung will er, wie er schreibt, "Hinweise geben auf die Anwendungsmöglichkeiten bestimmter homöopathisch indizierter Arzneimittel bei Menschen, deren Rassebedingtheit in die Erscheinung tritt, die ich nicht mit Konstitution gleichstelle".[207] Dabei unterscheidet er ähnlich wie Günther den südlichen, nordischen, fälischen, ostischen und dinarischen Typ und ordnet ihnen jeweils eine Reihe von Mitteln zu.[208]

---

203 An dieser Stelle sollen nur die Heilmittel genannt werden, die Dorcsi für die asthenische und pyknische Konstitution nennt. Für alle weiteren sei auf das Lehrbuch Dorcsis verwiesen. Vgl. DORCSI (1982)b S. 29ff. DORCSI (1984) S. 27.
Als asthenisch erscheinen ihm: Alumina, Calc. carb., Calc. fluor., Calc. phosph., Magn. carb., Jod, Lachesis, Lycopodium, Nux vom., Silicea, Sulfur und Argentum.
Unter der Rubrik pyknisch nennt er: Antim. crud., Aurum, Barium carb., Calc. carb., Capsicum, Graphites, Kal. carb., Phytolacca, Pulsatilla, Sulfur, Lachesis, Luesinum und Sepia. DORCSI (1982)b S. 29ff.

204 Vgl. die Darstellung von Phosphor, Sulfur, Calcium carbonicum, Aurum, Aconit, Gelsemium u.a. ORTLOFF (1959) S. 393-401, 461-481.

205 So ordnet Stockebrandt Pulsatilla, Calcium carbonicum, Graphites, Kalium carbonicum und Aurum dem pyknischen Konstitutionstyp zu und May widmet einen ganzen Artikel allein verschiedenen Arzneimitteln, die Bezüge zur asthenischen Konstitution aufweisen. MAY (1986) S. 19-23. STOCKEBRANDT (1955) S. 115, 122.

206 So trifft er für zwei Calcium-Salze eine gegensinnige Zuordnung. Der Calcium carbonicum-Typ neige mehr zum pyknischen, der Calcium phosphoricum-Typ mehr zum asthenischen Habitus. MÜNCH (1967) S. 551.

207 WASSILY (1938) S. 1274.

208 Besondere Affinität bestehe von der südlichen Rasse zu Lachesis, Cimicifuga, Phosphor, Platina, Ignatia und Crocus, der nordischen zu Natrium muriaticum, Sepia, Pulsatilla, Conium und Staphisagria weiter der fälischen zu Nux vomica, Calcium carbonicum und Lycopodium sowie der

Durch das Alter charakterisierte Typen

Auch die teilweise ausgeprägte Beziehung einzelner Arzneimittel zu verschiedenen Phasen des Lebenslaufes findet ausführlich Beachtung. Solche Angaben finden sich bereits im 19. Jahrhundert bei Lutze[209] und später u.a. bei Stiegele[210], Beuchelt[211], Stockebrandt[212] und Ortloff[213]. Borland widmet ein ganzes Lehrbuch allein den Kindertypen. Die besprochenen Mittel ordnet er in fünf Gruppen mit jeweils einem Hauptmittel. Die Hauptmittel sind Calcium mit seinen verschiedenen Salzen, Barium carbonicum, Graphites, Pulsatilla und Arsenicum album.[214] Diese sorgfältigen Charakterisierungen Borlands werden auch von anderen Homöopathen, z.B. Kühnen[215], gerne aufgegriffen.

Wie bereits erwähnt wurde, gliedert Dorcsi die kindliche Entwicklung in Säuglingsalter, erste und zweite Kindheit sowie die Pubertät. Für jede dieser Phasen nennt er neben den alterstypischen Krankheiten auch Arzneien, die einen besonderen Bezug zu diesem Altersabschnitt haben.[216] Auch Lesigang ergänzt ihre Darstellung der kindlichen Entwicklung durch die Angabe charakterstischer Arzneien.[217]

---

ostischen zu Apis, Arsen, Causticum, Argentum und der dinarischen zu Capsicum, Jod, Ledum und ebenfalls Nux vomica. WASSILY (1934) S. 1274-1276.

209 Lutze weist auf die besondere Bedeutung der "Lebensstufen" für die Arzneimittelwahl hin und nennt für das Säuglingsalter Aconit und Chamomilla, für die Pubertät insbesondere bei Mädchen Pulsatilla und China sowie für das Klimakterium Sepia und Lachesis. Im höheren Alter sei vor allem Baryt. carb. und Opium indiziert. LUTZE (1860) S. LIIIf.

210 Stiegele weist beispielsweise auf die häufige Indikation von Calcium, Chamomilla und Abrotanum im Säuglings- und Kindesalter, sowie Conium maculatum und Aurum im höheren Alter hin. STIEGELE (1928/29) S. 395f. Vgl. auch Kapitel 3.3.2.

211 Beuchelt erläutert in einigen Arzneimitteldarstellungen wie z.B. Pulsatilla oder Lycopodium den charakteristischen Einfluß des Alters auf die Symptomatik des Arzneimittels. BEUCHELT (1983) S. 89, 176.

212 Stockebrandt ordnet dem jugendlichen Alter Calcium carbonicum, Calcium phosphoricum und Baryta, dem "Vollalter" Aurum und dem "Senium" ebenfalls Baryta und zusätzlich Conium zu. Dies stellt offensichtlich die Ergänzung einer früheren Veröffentlichung dar, in der er für das Kindesalter Chamomilla und das hohe Alter Conium nennt. STOCKEBRANDT (1936) S. 239. STOCKEBRANDT (1955) S. 114.

213 Ortloff weist für Barium auf dessen doppelte Altersbezüge zur Kindheit einerseits und zum höheren Alter andererseits hin. ORTLOFF (1959) S. 465.

214 BORLAND (1961).

215 KÜHNEN (1979) S. 175ff.

216 Für das Säuglingsalter sind dies: Calc. carb., Calc. phosph., Calc. fluor. und Chamomilla.
Die erste Kindheit habe einen beonderen Bezug zu: Calc. hypophosph. Sulfur, Jod, Arsen und Belladonna.
Während die zweite Kindheit nach Dorcsi eher zu folgenden Mitteln tendiert: Calc. fluor., Silicea, Magn., Phosphor, sowie China.
Schließlich nennt er für die Pubertät: Pulsatilla, Ferrum, Natrium mur., Kalium carb., Calc. carb. und Kal. phosph.
DORCSI (1979) S. 206f. Vgl. eine weitere, ähnliche Darstellung. DORCSI (1970) S. 71ff.

217 Für das Säuglingsalter sind dies wieder Calcium-Salze. Das Schulkind benötige Magnesium, Phosphor oder Ferrum, wie weiter in der Pubertät insbesondere bei Mädchen oft Graphites, Pulsatilla oder Aristolochia indiziert sei. LESIGANG (1979) S. 219-231.

Savelsberg betont einen weiteren wesentlichen Aspekt, auf den er durch Saller aufmerksam geworden sei. Seiner Erfahrung nach umfassen bestimmte Arzneimittel das Spektrum des gesamten Lebenslaufes, wobei es jeweils für alterstypische Krankheiten indiziert sei.[218]

Funktionell charakterisierte Typen

Gerade auch funktionell charakterisierte Konstitutionstypen gehen bei einigen Homöopathen in ihre Lehre ein.

So nimmt Saller in seiner Beschreibung der sogenannten Typenmittel auch auf die neuropsychopathische Konstitution Bezug, deren Therapie von einigen anderen Autoren beschrieben wird.[219] Allerdings steht bei diesen Darstellungen die Neuropathie selbst und nicht die Typik der entsprechenden Arzneien im Vordergrund.[220]

Beziehungen zu Typen des vegetativen Nervensystems werden von Beuchelt hergestellt, der jedes von ihm besprochene Arzneimittel einem der Reaktionstypen Lamperts zuordnet.[221] In einem unveröffentlichten Manuskript gruppiert auch Recheis einige homöopathische Arzneien nach ihrer Verwandtschaft mit dem K- bzw. W-Typ nach Curry.[222]

Auch die T- und B-Typen nach W. Jaensch[223] werden wieder aufgegriffen, so z.B. durch Ortloff, der eine Beziehung von Arsenicum album zum B-Typ erkennt.[224]

---

218 So sei beispielsweise Calcium carbonicum in der Kindheit bei exsudativer Diathese, in der Pubertät bei verzögerter Geschlechtsreife sowie später bei Neigung zu Adipositas bzw. auch Wechseljahresbeschwerden indiziert. SAVELSBERG (1943) S. 98. Vgl. auch Kapitel 3.3.2.

219 SALLER (1946) S. 41ff.

220 Vgl. BORCHMANN (1907) S. 45. SACHSENWEGER (1920) S. 41. SCHIMERT (1914) S. 118-120.

221 BEUCHELT (1983).

222 Dabei unterscheidet er gesicherte und noch ungesicherte Zuordnungen. Erstere seien hier zitiert.
Für den W-Typ nennt er: Aloe, Calcium carb., Chloralum, Kalium carb., Mercurius, Pulsatilla und Sulfur.
Dem K-Typ ordnet er folgende Arzneien zu: Alumina, Argentum, Argentum nitricum, Aristolochia, Calcium phosph., Cannabis ind., Carbo vegetabilis, Causticum, Fluoricum acidum, Hyoscyamus, Ignatia, Jodum, Lac canninum, Magnesium carb., Natrium chloratum, Natrium muriaticum, Nitricum acidum, Phosphor, Sepia und ebenfalls Sulfur. RECHEIS (unveröffentlichtes Manuskript) S. 3.

223 Vgl. Kapitel 2.3.4.

224 ORTLOFF (1959) S. 399.

Endokrinologisch charakterisierte Typen

Große Aktualität genießt bis heute die Frage nach der unterschiedlichen Beziehung einzelner Arzneimittel zum weiblichen bzw. männlichen Geschlecht, wenn auch die meisten Autoren betonen, daß dies nicht zum strengen Schema erhoben werden dürfe. Derartige Bezüge finden sich beispielsweise bei Beuchelt[225], Stockebrandt[226] und Ortloff[227].

Gerade in bezug auf die therapeutische Praxis werden auch andere endokrinologisch charakterisierte Typen immer wieder relevant. So geht Mezger speziell auf die Behandlung der Schilddrüse ein und nennt eine ganze Reihe homöopathischer Heilmittel, die ihm zur Therapie verschiedener Arten der Struma und der Hyperthyreose indiziert erscheinen.[228] Ebenso bezieht sich Ortloff besonders auf die Behandlung der Hyper- und Hypothyreose und führt die entsprechenden homöopathischen Heilmittel auf.[229] Schon für die funktionell charakterisierten Typen wurde auf die T- und B-Typen nach W. Jaensch hingewiesen, die sich in beide Rubriken einordnen lassen. Daher sei auch hier noch einmal exemplarisch Ortloff mit seinem Hinweis auf Arsen erwähnt.[230]

Psychologisch charakterisierte Typen:

Die Temperamentenlehre

Wie bereits im vorangehenden Kapitel beschrieben wurde, sind es insbesondere Dorcsi mit der Wiener Schule, die in Anlehnung an Flury die antike Qualitäten- und Temperamentenlehre in Beziehung zur Homöopathie setzen. Dabei werden die einzelnen homöopathischen Arzneimittel-Typen durch ihre Beziehung zu den Temperamenten und auch zu den entsprechenden Qualitätenpaaren charakterisiert. Solche Aufstellungen finden sich neben Dorcsi[231] auch bei Kühnen[232].

---

225 Beuchelt stellt z.B. Pulsatilla und Sepia zwar in besondere Nähe zum weiblichen Geschlecht, weist aber deutlich darauf hin, daß sie auch bei Männern indiziert sein können und nennt die dementsprechende spezielle Symptomatik. BEUCHELT (1983) S. 89, 181.

226 Von vorwiegenden Männern- bzw. Frauenmitteln spricht Stockebrandt. Als Frauenmittel nennt er Ignatia, Lachesis, Sepia, Pulsatilla und Platina. Männermittel dagegen seien Nux vomica, Acidum nitricum und Argentum nitricum. Auch in einer früheren Veröffentlichung nennt er Sepia, Pulsatilla und Lachesis als deutliche Frauenmittel. STOCKEBRANDT (1936) S. 239. STOCKEBRANDT (1955) S. 114.

227 Auch Ortloff setzt Pulsatilla und Sepia, wenn auch nicht ausschließlich, zum weiblichen Geschlecht in Beziehung. ORTLOFF (1959) S. 473.

228 MEZGER (1950) S. 24ff.

229 ORTLOFF (1959) S. 465f.

230 ORTLOFF (1959) S. 399.

231 Dem cholerischen Temperament ordnet Dorcsi folgende Heilmittel zu: Anacardium, Antim. crud., Arnica, Aurum, Colocynthis, Chamomilla, Bryonia, Magn. carb., Phosphor, Staphisagria, Stramonium und Luesinum.

3.3.4 Bezüge der schulmedizinischen Konstitutionstypen zur Miasmenlehre Hahnemanns und der Konstitutionslehre von Grauvogls

Nach der Darstellung der mehr allgemeinen Diskussion schulmedizinischer Konstitutionslehren in der homöopathischen Literatur sowie deren Aufnahme in die Beschreibung der Arzneimittel-Typen sollen nun die Bezüge zu den Miasmen nach Hahnemann und später der Konstitutionstheorie von Grauvogls aufgezeigt werden. Neben Parallelen zu funktionell charakterisierten Typen oder auch solchen des Körperbaus werden in größtem Umfang Bezüge zu Typen der Krankheitsdisposition - wie dem Formenkreis der exsudativ-lymphatischen und der lithämischen Diathese - hergestellt. So schreibt Ederle:

> "Ist es nicht auffallend, wie die moderne Trias der exsudativen, lymphatischen und neuroarthritischen Diathese im Grunde genommen schon bei den alten Homöopathen präformiert enthalten ist!"[233]

Werden solche Zusammenhänge auch von vielen Homöopathen beschrieben, so stimmen diese in ihrer Einschätzung doch oft wenig überein. Für eine bessere Übersicht scheint es sinnvoll, mit den Bezügen zur Miasmenlehre zu beginnen, um anschließend denen zu den Konstitutionen nach von Grauvogl nachzugehen.

Bezüge zur Miasmenlehre

Wie umstritten die Miasmenlehre Hahnemanns war und ist, wurde bereits im Kapitel 3.1. dargestellt. Homöopathische Autoren, die die Miasmenlehre ganz entsprechend des Ansatzes der naturwissenschaftlich-kritischen Schule der Homöopathie in Verbindung zu schulmedizinischen Typen der Krankheitsdisposition bringen, modifizieren dadurch die Lehre Hahnemanns. Die meisten der Autoren erkennen zwar die von Hahnemann

---

Eher zum melancholischen Temperament neigen: Acidum nitricum, Ambra, Amm. mur., Calc. carb., Capsicum, Aurum, Ignatia, Nat. mur., Mercur, Lycopodium, Psorinum und Thuja.
Als phlegmatische kennzeichnet er: Acid. phosph., Agaricus, Calc. carb., Barium carb. Causticum, Pulsatilla, Silicea, Zincum, Cocculus, Helleborus, Aurum, sowie Medorrhinum.
Weiter führt er als zum sanguinischen Temperament tendierende Typen auf: Acidum fluor., Cannabis, Coffea, Coca, Crocus, Hyoscyamus, Lachesis, Platinum, Lilium, Staphisagria, Veratrum und Tuberculinum. DORCSI (1982)b S. 62-73.
Durch die Beziehung der Temperamente zu den Qualitäten ist darüber hinaus auch deren Arzneimittelbezug interessant. Entsprechende Arzneimittelgruppen listet Dorcsi für das Qualitätenpaar trocken-feucht auf. Vgl. DORCSI (1982)b S. S. 44ff.

232 Kühnen bezieht sich auf weniger Heilmittel als Dorcsi. Ihre Zuordnung entspricht ansonsten der Darstellung Dorcsis. KÜHNEN (1979) S. 178-180.

233 Nachfolgend verweist er auf die Miasmen Hahnemanns sowie auf die drei Konstitutionen Grauvogls. EDERLE (1922) S. 106f.

beschriebenen Symptomgruppen an, können sich aber nicht dessen ätiologischer Begründung anschließen. Die Bezüge zu den drei Miasmen sollen im folgenden getrennt dargestellt werden.

Bezüge zur Psora

Werden für die Psora auch die meisten Verbindungen zu Lymphatismus und Skrofulose hergestellt, gibt es doch auch Autoren, die darüber hinaus eine Verwandtschaft zum Arthritismus konstatieren.

In einem Artikel "Über Erkrankung und Behandlung des lymphatischen Rachenrings" würdigt Meng, daß Hahnemann durch seine Sicht der Psora die inneren Zusammenhänge von Krankheitsprozessen der Haut und der Schleimhäute mit tiefer liegenden Störungen aufgedeckt habe. Auch wenn Meng nicht explizit den Bezug zur ebenfalls äußeren und inneren Symptomatik der Skrofulose formuliert, legt ihn seine Darstellung mehr als nahe, da Meng Sulfur als Hauptmittel bei Skrofulose nennt.[234] Wassily dagegen spricht diesen Zusammenhang deutlich aus, indem er die Psora mit der Skrofulose identifiziert und ebenfalls Sulfur als Hauptheilmittel nennt.[235] Etwas allgemeiner klingt diese Verbindung bei Kranz an. Er befürwortet und zitiert die Formulierung von His, der die Skrofulose als "erhöhte Krankheitsbereitschaft" definiere. Über dieses Verständnis schlägt er eine Brücke zur Lehre Hahnemanns, der die verschiedensten chronischen Leiden als Folge der Psora verstanden habe. Ohne auf die Frage nach deren Ätiologie einzugehen, folgert Kranz, daß auch die Skrofulose eine dieser Krankheiten sei.[236]

Andere Autoren beziehen die Psora stärker auf die eng an die Skrofulose angrenzende lymphatische Diathese. Wenn Stauffer auch die theoretische Basis von Hahnemanns Psoralehre nicht akzeptiert, hält er doch an der entsprechenden Symptomatik fest. Seiner Meinung nach ist sie identisch mit der als Lymphatismus bzw. exsudative Diathese bezeichneten Krankheitsbereitschaft, welche wiederum in der Folge zu Skrofulose oder Tuberkulose führen könne.[237] An anderer Stelle bringt er die Psora jedoch noch in einen weiteren Zusammenhang. Seiner Ansicht nach steht die lithämische Diathese zwar hauptsächlich der Sykosis, teilweise aber auch der Psora nahe.[238] Ähnliche Bezüge

234 MENG (1918/19) S. 87f. In anderem Zusammenhang empfiehlt Meng zur Therapie ausdrücklich antipsorische, allerdings auch antisyphilitische Mittel. MENG (1921) S. 45.
235 WASSILY (1934) S. 184.
236 KRANZ (1914) S. 93f.
237 STAUFFER (1924) S. 13, 22f.
238 STAUFFER (1924) S. 35.

schildert Demarque in einem Artikel zu "Gichtdiathese, Arthritismus und Psora", in dem auch er den Arthritismus mit beiden Miasmen - der Sykosis und der Psora - in Verbindung bringt.[239] Wie Stauffer distanziert sich auch Leeser davon, die Miasmen allein infektiös zu begründen. Beachtenswert erscheint allerdings auch ihm der Standpunkt Hahnemanns, innere und äußere Krankheitserscheinungen zueinander in Beziehung zu setzen. Leeser erkennt in der Hahnemannschen Beschreibung der psorischen Symptomatik eine Vielzahl von Erkrankungen wie "Skrophulose, Rachitis, Tuberkulose, Asthma, gut- und bösartige Geschwülste, Arthritismus, Psychosen und vieles andere"[240]. An anderer Stelle konkretisiert er seinen Standpunkt. Bei der Psora handelt es sich seiner Meinung nach um eine "Zusammenfassung von Krankheitsbereitschaften", die "an Umfang etwa dem Lymphatismus und Arthritismus zusammen" entsprechen.[241] Dieser Auffassung schließt sich auch Haehl an, dessen fast deckungsgleiche Schilderung mit Leeser auffällt, ohne daß er ihn jedoch direkt zitieren würde. Auch er verwirft die Theorie der Psoralehre, überträgt aber die neue Begrifflichkeit auf die schon von Hahnemann beschriebene Symptomatik. Ganz wie Leeser erkennt Haehl in der Psora sowohl den Lymphatismus als auch Arthritismus.[242]

Dorcsi dagegen bezieht die Psora wiederum ganz ausschließlich auf den Lymphatismus. In seine Interpretation der Miasmenlehre Hahnemanns fließen deutlich Elemente der lateinamerikanischen Schule - insbesondere die Lehre ihrer führenden Vertreter Ortega und Paschero - mit ein, die gerade in der Miasmenlehre einen ganz eigenen Ansatz entwickelt hat.[243] Im folgenden Worten kommt das Zusammenfließen der verschiedenen Ansätze bei Dorcsi gut zum Ausdruck:

> "So entspricht der roten, warmen, feuchten, kräftigen oder schwächlichen Konstitution die exsudative, hypotone, hypotrophe, lymphatische Diathese, nach Hahnemann die Psora. Im Geistig-Seelischen entspricht das dem ängstlichen, unzureichenden und schüchternen Verhalten des Patienten."[244]

---

239 DEMARQUE (1960) S. 14ff.

240 LEESER (1928/29) S. 158.

241 Sowohl die Psora, als auch die neueren schulmedizinischen Konstitutionstypen erscheinen ihm allerdings zu weit gefaßt und daher zu allgemein, so daß er eine Gliederung in weitere Untertypen befürwortet. LEESER (1928-29) S. 164.

242 HAEHL (1941)b S. 177.

243 Ortega bemüht sich um ein Körper, Seele und Geist umgreifendes Verständnis der von Hahnemann in Ansätzen beschriebenen Krankheitsformen, indem er sie durch drei Grundtendenzen charakterisiert. So überschreibt er die Symptome der Psora als "Mangel" (Hypo), die Erscheinungsformen der Sykosis als "Überschuß" (Hyper) und die der Syphilis als "Destruktion". Es wäre sehr lohnenswert diesen Ansatz näher zu untersuchen, doch muß dies einer späteren Arbeit vorbehalten bleiben. Vgl. zur Lehre Ortegas: DEICHMANN (1976) S. 1-11. GNAIGER (1982) S. 193-197. GNAIGER (1983) S. 9-13, 14-18, 59-63.

244 DORCSI (1982)a S. 98. Im Original kursiv: "Hahnemann". Dieses Zitat zeigt neben der schon bekannten Charakterisierung durch Gegensatzpaare den Bezug zu der Hypotonie nach Ortega und der Hypotrophie nach Paschero. (Vgl. DORCSI (1981) S. 53.) An anderer Stelle ergänzt er zusätz-

Bezüge zur Sykosis

Einheitlicher als die Interpretation der Psora erscheint die Sicht der Sykosis, wobei die meisten homöopathischen Autoren Verbindungen zum Arthritismus sehen. So nennt Stauffer als eine der Enstehungsbedingungen der lithämischen Diathese in Anknüpfung an die Sykosis nach Hahnemann den "Tripper"[245]. Allerdings sieht er gerade in der Lithämie auch Ähnlichkeiten zur Psora.[246]

An diesem Punkt stimmen sowohl Leeser als auch Haehl nicht mit Stauffer überein. Anknüpfend an die Ausführungen von Grauvogls konstatieren beide eine Beziehung der Sykosis zur hydrogenoiden Konstitution, merken allerdings an, wie wenig überzeugend diese Verknüpfung sei.[247] Stärker fundiert erscheint beiden dagegen die Entsprechung der hydrogenoiden Konstitution zum Lymphatismus sowie auch dem tetanoiden Typus[248], so daß sich die Frage nach der Beziehung dieser Typen zur Sykosis stellt. Da sowohl Leeser wie auch Haehl sich hierzu nicht äußern, ensteht der Eindruck, daß auch ihnen die Zusammenhänge unklar geblieben sind. Dies gilt insbesondere auch für die Abgrenzung von der Psora - mit der ihr zugesprochenen Verbindung zu Lymphatismus und Arthritismus - zur Sykosis, die sie über den Bezug zur hydrogenoiden Konstitution ebenfalls in die Nähe des Lymphatismus rücken.[249]

Während Maring ohne weitere Erörterung Sykosis und Arthritismus als synonym bezeichnet[250], erweitert Demarque diesen Bezug um die Verbindung zur Psora. Da der Arthritismus Symptome beider Miasmen in sich trage und gerade auch die antipsorischen Arzneien wirksam wären, spricht Demarque sogar von einem "psora-sykotischen Gebiet"[251].

---

lich die Parallele zu der "Tuberkulinie" nach Vannier. (Vgl. DORCSI (1981) S. 57) Auch auf diese wertvolle Weiterentwicklung der Miasmenlehre sowie insgesamt die Interpretation der französischen Schule kann im Rahmen dieser Arbeit nicht näher eingegangen werden. Vgl. zu der Lehre Vanniers: KRITZLER-KOSCH (1951) S. 129-140, 161-167.

245 Es ist anzunehmen, daß Stauffer unter dem "Tripper" die Gonorrhö versteht, wobei er in diesem Zusammenhang nicht die Problematik thematisiert, inwiefern dies auch der Hahnemannschen Auffassung entspricht. (Vgl. Kapitel 3.1.1.) Neben dem "Tripper" kann die lithämische Diathese seiner Ansicht nach sowohl auf Vererbung, Einflüssen von Ernährung und Lebensweise sowie auch einer weiteren Infektion, der Malaria, beruhen. STAUFFER (1924) S. 14.

246 STAUFFER (1924) S. 13f. 34ff.

247 HAEHL (1943) S. 65. In einem früheren Artikel berichtet Haehl von demselben Zusammenhang, ohne derartige Zweifel zu äußern. HAEHL (1941)b S. 181.

248 Wahrscheinlich beziehen sich Leeser und Haehl hier auf den tetanoiden Typus nach Jaensch. Vgl. Kapitel 2.3.4.

249 HAEHL (1941)b S. 181. HAEHL (1943) S. 65. LEESER (1930/31) S. 590. LEESER (1933) S. 39f.

250 MARING (1962) S. 261.

251 DEMARQUE (1960) S. 17.

Dorcsi dagegen stellt für die Sykosis ausschließlich eine Verbindung zur lithämischen Diathese her, wobei er wiederum die französische und lateinamerikanische Interpretation der Miasmenlehre aufgreift. Die Synthese dieser verschiedenen Ansätze wird auch in der Beschreibung dieser Konstitution deutlich:

> "Der blassen, kalten, feuchten, schwachen Konstitution entspricht die produktive, hypertrophe, hypotone, lithämische Diathese und im Geistig-Seelischen das Überschüssige, Übertriebene, aufdrängerische Verhalten der Person, oder Hahnemanns Sykose."[252]

Bezüge zur Syphilis

Für das syphilitische Miasma wird keine Verbindung zu den oben genannten Konstitutionstypen formuliert. Teilweise wird auf die Verbindung zur oxygenoiden Konstitution verwiesen und dabei auch auf schulmedizinische Charakterisierungen dieses Typs Bezug genommen.

Dorcsi bevorzugt für das syphilitische Miasma den Begriff der destruktiven Diathese[253], die er wie folgt beschreibt:

> "Der fahlen, kalten, trockenen, erschöpften Konstitution entspricht die destruktive, atone, atrophische Diathese oder Hahnemanns syphilitische, und im Geistig-Seelischen das egoistische, gehässige, zerstörerische, zerfallende Verhalten der Person."[254]

An anderer Stelle führt er weiter aus:

> "Auf dem Boden der destruktiven Diathese entwickeln sich die schweren Blutkrankheiten, die schweren Nervenkrankheiten, Geisteskrankheiten, die endokrinen Störungen, die Präkanzerosen und das Karzinom. Sie ist die schwerste Form der Diathese."[255]

Bevor nun die Bezüge zu den Konstitutionen nach von Grauvogl geschildert werden, soll die Sicht einiger Homöopathen tabellarisch zusammengefaßt werden.

---

252 DORCSI (1982)a S. 99. Im Original kursiv: "Hahnemanns". Es ist zu vermuten, daß es sich in der Charakteristik als hypoton um einen Druckfehler handelt, und es eigentlich hyperton lauten müßte, da Dorcsi die lymphatische Diathese als hypoton bezeichnet und auch an anderer Stelle die Parallele zur Hypertonie nach Ortega wie auch zur Hypertrophie nach Paschero zieht. DORCSI (1981) S. 53.

253 DORCSI (1981) S. 58.

254 DORCSI (1982)a S. 99. Im Original kursiv: "Hahenmanns".

255 DORCSI (1981) S. 58. Für alle drei dargestellten Diathesen - die lymphatische, die lithämische und die destruktive - nennt Dorcsi die Gruppe der entsprechenden Arzneien. DORCSI (1981) S. 56. DORCSI (1982)b S. 55-59. DORCSI (1984) S. 28.

Bezüge zu den Miasmen

	Psora	Sykosis
Stauffer	Lymphatismus (Arthritismus)	Arthritismus
Leeser	Lymphatismus/ Arthritismus	Lymphatismus/ tetanoider Typus hydrogenoid
Haehl	Lymphatismus/ Arthritismus	Lymphatismus/ tetanoider Typus hydrogenoid
Dorcsi	Lymphatismus	Arthritismus hydrogenoid

Bezüge zu der Konstitutionslehre von Grauvogls

Bereits einige Jahrzehnte vor dem Neubeginn konstitutionellen Denkens innerhalb der Schulmedizin, der sich um die Jahrhundertwende abzeichnet, entwickelt von Grauvogl seine Konstitutionslehre, wobei er die drei Konstitutionen bereits zu den Miasmen nach Hahnemann und den von Rademacher beschriebenen Typen in Beziehung setzt.[256] Mit den neuen schulmedizinischen Typen werden weitere Verbindungen geknüpft. Allerdings ist die Ähnlichkeit der einzelnen Typologien offenbar nicht eindeutig genug, so daß die jeweiligen Bezüge durchaus unterschiedlich gesehen werden. Im folgenden sollen daher die verschiedenen Auffassungen (getrennt nach den drei Konstitutionen) dargestellt werden. Gleichzeitig werden die Bezüge zur Miasmenlehre wie auch zu den Typen Rademachers und teilweise zum paracelsischen Gedankengut erneut aufgegriffen.

Bezüge zur hydrogenoiden Konstitution

Zunächst seien die Bezüge zu den Typen des vegetativen Nervensystem und den körperbauorientierten Konstitutionstypen angesprochen, wie Leeser und Beuchelt sie formulieren. Leeser erkennt in der hydrogenoiden Konstitution mit ihrem Überwiegen der anabolen Reduktionsprozesse die Dominanz der Aufbauseite des Stoffwechsels, wie sie sowohl in der Parasympathikotonie als auch in der Viscerotonie[257] (Sheldon) und entsprechend beim Pykniker (Kretschmer) vorliege.[258] In ähnlicher Weise zieht Beuchelt eine

256 Vgl. die Tabelle in Kapitel 3.2.1.
257 Das Temperament der Viscerotonie ist der Endomorphie zugeordnet. Vgl. Kapitel 2.3.4.
258 LEESER (1963) S. 442ff.

Parallele von der hydrogenoiden Konstitution zu dem ebenfalls parasympathikotonen K-Typ (Curry). Allerdings weicht seine übrige Darstellung von der Leesers ab. Beuchelt ordnet die hydrogenoide Konstitution gemeinsam mit dem sog. dysplastischen Körperbautyp den mesenchymalen Typen zu.[259]

Weiter wird die hydrogenoide Konstitution von den meisten Homöopathen mit der Sykosis in Verbindung gebracht, wie dies bereits durch von Grauvogl angelegt wurde. Dadurch ist gleichzeitig bereits eine weitere Parallele zu schulmedizinischen Typen offenkundig.

So erkennt Stauffer die lithämische Diathese in der hydrogenoiden Konstitution wieder. Die Verbindung zu den Miasmen Hahnemanns formuliert er - wie bekannt - weniger absolut. Zwar nennt er den "Tripper" (die Sykosis) als einen Ursprung der Lithämie, doch sieht er gleichzeitig auch Ähnlichkeiten zur Psora. In der Neubearbeitung durch Zimmermann wird diese Darstellung übernommen[260], doch zusätzlich durch die Parallele zum Nitrum-Typ Rademachers ergänzt.[261] Eindeutiger als die Sichtweise Stauffers ist die Marings, der sich nicht nur auf die Übereinstimmung von Sykosis und Arthritismus beruft, sondern beide auch als synonym zur hydrogenoiden Konstitution nennt.[262] Auch Freiherr von Ungern-Sternberg und Dorcsi haben keine Schwierigkeiten mit der Beziehung von Sykosis und hydrogenoider Konstitution. Ersterer spricht in diesem Zusammenhang sogar von der "Konstitution des Sykotischen Hydrogenoiden"[263], während Dorcsi die Sykosis als gonorrhöische Belastung bezeichnet, deren Folge eine hydrogenoide Schädigung sei[264].

Gerade von dieser Verknüpfung distanzieren sich, wie bereits dargestellt wurde, sowohl Leeser als auch Haehl. Beide sehen allerdings deutliche Parallelen der hydrogenoiden Konstitution sowohl zum Lymphatismus als auch dem tetanoiden Typus und knüpfen darüber hinaus an die Verbindung zum Nitrum-Typ nach Rademacher an, wie sie schon von Grauvogl beschrieben hat.[265]

259 BEUCHELT (1954) S. 295ff. Vgl. hierzu obige Tabelle.
260 STAUFFER (1965) S. 24f.
261 STAUFFER (1965) S. 34.
262 Daß er Lithämie und hydrogenoide Konstitution als zwei Namen für das gleiche Beschwerdebild auffaßt, wird auch aus seiner Beschreibung der Modalitäten der lithämischen Diathese deutlich, in der er sich offensichtlich auf die Darstellung von Grauvogls bezieht. So nennt er neben der charakteristischen Periodizität der Beschwerden die Verschlechterung bei naßkaltem Wetter oder auch nach der Einnahme von wasserreichen Nahrungsmitteln. MARING (1962) S. 261.
263 UNGERN-STERNBERG (1971) S. 247.
264 DORCSI (1984) S. 32.
265 HAEHL (1941)b S. 181. HAEHL (1943) S. 65. LEESER (1933) S. 39f.

Bezüge zur oxygenoiden Konstitution

Bei unzureichender Therapie kann die hydrogenoide Konstitution in der Pubertät nach der Darstellung von Grauvogls in eine oxygenoide übergehen.[266] Dabei handelt es sich um einen Zusammenhang, der auch in der Neubearbeitung von Stauffers Lehrbuch durch Zimmermann bestätigt wird.[267]

Leeser und Beuchelt formulieren wiederum einerseits Parallelen zu vegetativen Typen und andererseits zu Typen des Körperbaus. So weist Leeser auf die für die oxygenoide Konstitution typischen katabolen und oxydativen Prozesse hin. Sie bewirken seiner Ansicht nach eine Verschiebung des Stoffwechsels auf die Abbauseite, wie er sie auch in der Sympathikotonie sowie der Zerebrotonie[268] (Sheldon) bzw. dem leptosom-asthenischen Typ (Kretschmer) erkennt.[269] Andere Bezüge schildert Beuchelt. Er begreift die oxygenoide Konstitution als exothermes Geschehen, wie er es den sogenannten mesodermalen Typen zuspricht. Dadurch ergeben sich jedoch die schwer nachvollziehbaren Parallelen zu dem parasympathikotonen A-Typ (Lampert) und dem G-Typ (Curry) sowie dem athletischen Körperbautyp.[270]

Über diese Bezüge hinaus knüpfen einige Homöopathen im Unterschied zu den beiden anderen Konstitutionen zwar Verbindungen zu den Miasmen nach Hahnemann und auch den Typen nach Rademacher, finden die Symptomatik der oxygenoiden Konstitution aber weniger in bestimmten Konstitutionstypen als vielmehr in einzelnen Krankheiten wieder. Dies kommt in folgendem Zitat aus der Neuauflage von Stauffers Lehrbuch durch Zimmermann deutlich zum Ausdruck:

> "Von den Symptomen, die bei der oxygenoiden Konstitution auftreten, werden wir die beste Vorstellung bekommen, wenn wir uns an die Krankheitssymptome der floriden Skrofulose erinnern, ferner an die erethische Form der Bleichsucht und ganz besonders an den Hyperthyreoidismus, den sog. Jod-Basedow oder das Basedowoid. Überhaupt scheinen die Drüsen mit innerer Sekretion, die zum Blute in enger Beziehung stehen (Schilddrüse, Nebennieren) mit dieser Konstitution in Wechselwirkung zu stehen, während die hydrogenoide Konstitution zum Lymphsysteme (Milz, Lymphdrüsen, Knochenmark, Thymus) Beziehungen hat, die carbonitrogene Konstitution schließlich zu Leber, Pankreas, Nieren. Die oxygenoiden Prozesse spielen

266 Vgl. Kapitel 3.2.1.
267 STAUFFER (1965) S. 34f.
268 Bei der Cerebrotonie handelt es sich um das der Ektomorphie entsprechende Temperament. Vgl. Kapitel 2.3.4.
269 LEESER (1963) S. 442ff.
270 BEUCHELT (1954) S. 295ff. Vgl. hierzu obige Tabelle.

sich hauptsächlich im arteriellen Blute ab. Die oxygenoide Konstitution entspricht dem Ferrum-Typ Rademachers und zum Teile der syphilitischen Konstitution nach Hahnemann."[271]

Ähnlich bezeichnen auch Leeser und Haehl die oxygenoide Konstitution als eine "erethisch-arterielle, basedowoide"[272]. Auch Haehl teilt die Meinung, daß für die oxygenoide Konstitution typische Krankheiten, wie Konsumptionskrankheiten, aus der hydrogenoiden Konstitution hervorgehen können. Als weitere Erkrankungen, die oft bei oxygenoider Konstitution auftreten, nennt er "Rheumatismus, Chlorose, Syphilis, Urticaria und Haemorrhagien"[273]. Folgerichtig schlägt er weiter die Brücke zum syphilitischen Miasma nach Hahnemann und wie Leeser zum Ferrum-Typ Rademachers. Zusätzlich weist er auf eine Beziehung zum merkuriellen Prinzip nach Paracelsus hin.[274] Stiegele bezeichnet die oxygenoide Konstitution ebenfalls als erethisch und bringt sie darüber hinaus in die Nähe zur hypertonischen Konstitution nach Tandler.[275] Dagegen stellt Dorcsi lediglich die Verbindung zum syphilitischen Miasma her.[276]

Bezüge zur carbonitrogenen Konstitution

Zunächst seien auch hinsichtlich der carbonitrogenen Konstitution die Bezüge zu vegetativen und körperbauorientierten Typen angesprochen. Während Beuchelt die carbonitrogene Konstitution wie auch den W-Typ nach Curry und den Cuprum-Typ Rademachers den endodermalen Typen und damit auch dem Pykniker zuordnet[277], kann Leeser gerade dieser Parallele nicht zustimmen. Er formuliert dies sehr eindeutig:

> "Man wird übrigens bemerken, daß die carbonitrogene Konstitution in keiner Weise mit dem dritten morphologischen Typus, dem athletischen oder mesomorph-somatotonen, in sinnvolle Verbindung gebracht werden kann."[278]

---

271 STAUFFER (1965) S. 35. Im Original kursiv: "Rademachers", "Hahnemann". Neben der genannten syphilitischen unterscheidet Stauffer eine lymphatische, lithämische, neuropathischen und dyskrasische Konstitution. In der syphilitischen Konstitution faßt er die Folgen der angeborenen Syphilis wie auch Spätsymptome der erworbenen Syphilis zusammen. STAUFFER (1924) S. 14f. STAUFFER (1965) S. 25.

272 HAEHL (1941)b S. 182. LEESER (1930/31) S. 591. LEESER (1933) S. 41.

273 HAEHL (1941)b S. 182.

274 HAEHL (1941)b S. 182. LEESER (1933) S. 41.

275 STIEGELE (1941) S. 69.

276 Er definiert das syphilitische Miasma wie folgt: "Luetische Belastung, deren Folge die oxygenoiden, ektodermalen Schädigungen sind." DORCSI (1984) S. 32.

277 BEUCHELT (1954) S. 297ff.

278 LEESER (1963) S. 442. Auch einem vegetativem Typus ordnet Leeser sie nicht zu, da er die Polarität von Parasympathikotonie und Sympathikotonie bekanntermaßen in der hydrogenoiden und oxygenoiden Konstitution wiedererkennt.

Darüber hinaus bestehen deutliche Übereinstimmungen mit schulmedizinischen Typen, die auch weitgehend einheitlich beurteilt werden. So korrelieren Leeser, Haehl und Stiegele sie mit dem Arthritismus. Leeser weist dabei zusätzlich auf die besondere Beziehung zu karzinomatösen Erkrankungen hin.[279] Unterschiedliche Stellung gegenüber einigen Thesen von Grauvogls beziehen Leeser und Haehl. Während Haehl die Beziehung zur Psora nach Hahnemann und dem Cuprum-Typ Rademachers aufgreift, distanziert sich Leeser von der letzteren, da seiner Meinung nach die Kupfer-Wirkung nicht zur carbonitrogenen Konstitution paßt. Dagegen stimmen sie in der Einschätzung gegenüber Sulfur überein. Beide halten mit von Grauvogl Sulfur für ein wichtiges Heilmittel der carbonitrogenen Konstitution und folgen ihm daher auch in dem Bezug zur Psora. Darüber hinaus schlägt Haehl noch eine weitere Brücke zum von Paracelsus beschriebenen Sulfur-Prinzip.[280]

Bezüglich der carbonitrogenen Konstitution ist Mezgers Vorschlag, den Begriff der Psora ganz zu vermeiden, bemerkenswert.

> "Er gibt Anlaß zu immer neuen Mißverständnissen, da er im ursprünglichen Sinn nicht mehr gebraucht wird und ihm später ein anderer Sinn untergelegt wurde. Mangels einer neuen Bezeichnung bietet sich daher der Begriff karbonitrogen Grauvogls an. Bei dieser Bezeichnung wird vollständig abgesehen von der Ursache. Die karbonitrogene Konstitution stellt einen Reaktionstypus dar, ähnlich unseren Arzneibildern; während die Psora an die Krätzeinfektion gebunden ist."[281]

Schließlich gibt Stauffer eine ganz eigene Darstellung. Neben der schon besprochenen lymphatischen, lithämischen, syphilitischen und neuropathischen Konstitution führt er als letzte die dyskrasische ein. Im Gegensatz zu den anderen handele es sich bei dieser meist um Mischkonstitutionen wie z.B. die zusätzliche Erkrankung an Gonorrhö oder Syphilis bei bestehender lymphatischer Diathese. Solch eine dyskrasische Konstitution liegt seiner Ansicht nach sämtlichen chronischen Krankheiten zugrunde. In diesen Formenkreis gehöre auch die carbonitrogene Konstitution.[282] Seine Darstellung wird auch in der Neubearbeitung durch Zimmermann übernommen.[283] Allerdings wird zusätzlich die Entsprechung zur Psora nach Hahnemann und dem Cuprum-Typ Rademachers erwähnt.[284]

---

279 HAEHL (1941)b S. 183f. LEESER (1933) S. 41f. STIEGELE (1941) S. 183f.

280 HAEHL (1941)b S. 183f. LEESER (1930/31) S. 592. LEESER (1933) S. 41f.

281 MEZGER (1939) S. 102. Im Original unterstrichen: "karbonitrogen". Im Original kursiv: "Grauvogls".

282 STAUFFER (1924) S. 16. Diese Darstellung Stauffers erinnert mit ihrer Kombination verschiedener Kombinationen an die Lehre Hahnemanns, der eine ähnliche Kombination für die Miasmen beschreibt. Vgl. Kapitel 3.1.

283 STAUFFER (1965) S. 26f.

284 STAUFFER (1965) S. 36.

Abschließend sollen die hier hergestellten Bezüge tabellarisch zusammengefaßt werden.

Bezüge zu den Konstitutionen nach von Grauvogl

	carbonitrogen	**hydrogenoid**	**oxygenoid**
Stauffer	Cuprum-Typ	Nitrum-Typ	Ferrum-Typ
	dyskrasische Konstitution	Arthritismus	
	Psora		Syphilis
Leeser	Arthritismus	Lymphatismus tetanoider Typ	
	Psora		Syphilis
Haehl	Arthritismus	Lymphatismus tetanoider Typ	
	Psora		Syphilis
Dorcsi	-	Sykosis	Syphilis

4 Zusammenfassung

Bei näherer Auseinandersetzung mit der konstitutionellen Betrachtungsweise innerhalb der Homöopathie wird deutlich, daß diese nicht eigentlich auf Hahnemann zurückgeht, auch wenn später einige Aspekte seiner Lehre konstitutionell erweitert und umgedeutet werden, sondern sich vielmehr erst im Laufe der Weiterentwicklung der Homöopathie ausbildet. Teilweise wird ihre Entwicklung dabei, und dies insbesondere zu Beginn des 20. Jahrhunderts, durch diejenige des konstitutionellen Denkens innerhalb der Schulmedizin stark beeinflußt. Insgesamt lassen sich zwei Ebenen konstitutioneller Betrachtung unterscheiden.

Die erste geht von dem einzelnen homöopathischen Heilmittel aus, wobei für ihr Verständnis zwei Prinzipien der Hahnemannschen Lehre grundlegend sind: zum einen die Arzneimittelprüfung am Gesunden und zum anderen die Verordnung der Arzneien nach dem Simile-Gesetz. So schreibt Hahnemann eine mehrere Bände umfassende Arzneimittellehre, die größtenteils aus einer reinen Sammlung von Prüfungssymptomen besteht. Ansatzweise finden sich jedoch auch schon bei ihm darüber hinausgehende Beschreibungen, die später durch Erfahrungen der medizinischen Praxis entscheidend ausgebaut werden. Zu der reinen Prüfungssymptomatik tritt die Beobachtung, daß manche Menschen besonders empfindlich auf bestimmte homöopathische Arzneien reagieren und Patienten ähnlicher Konstitutionstypen häufig auch ähnliche Mittel benötigen. So finden im Anschluß an Hahnemann zusätzliche Darstellungen in die Arzneimittellehren Eingang, in denen unter anderem auch auf das breite Spektrum schulmedizinischer Konstitutionstypen zurückgegriffen wird, das von der antiken Temperamentenlehre bis zu neueren Konstitutionstypen - wie sie insbesondere zu Beginn und in den 20er und 30er Jahren dieses Jahrhunderts formuliert werden - reicht. Dadurch wird die ursprüngliche Symptomensammlung zu einem Komplex von körperlichen, seelischen und geistigen Merkmalen erweitert, die sich zu einem (Arzneimittel-) Bild zusammenschließen, das auch als Arzneimittel-Typus bezeichnet werden kann. Seine Charakteristik ist so individuell, daß solche Typen teilweise sogar mit Persönlichkeiten verglichen werden können.

Demgegenüber handelt es sich in der zweiten Ebene konstitutioneller Betrachtung um die Beschreibung allgemeinerer Typen. Auch hier wird auf Ideen Hahnemanns, genauer auf seine Lehre der "Chronischen Krankheiten", Bezug genommen. Hahnemann hatte die These aufgestellt, daß sämtliche chronische Krankheiten letztlich auf drei Grundursachen zurückzuführen sind, die er in drei sogenannten Miasmen - der Psora, Sykosis und Syphilis - zu erkennen glaubt. Miasma ist eine alte Bezeichnung, die mit dem heutigen Infektionsbegriff verglichen werden kann. So wird aus der Darstellung Hahnemanns deutlich, daß er nicht etwa drei Konstitutionstypen aufstellt, sondern tatsächlich sämtlichen chronischen Erkrankungen eine miasmatische, infektiöse Ätiologie zuspricht. Auch wenn dieser Aspekt seiner Lehre urprünglich also nicht konstitutionell gemeint ist, wirkt er auf die Entwicklung konstitutionellen Denkens in der Homöopathie anregend und wird später zum Teil konstitutionell umgedeutet. Als erster bringt Eduard von Grauvogl die drei Miasmen mit Konstitutionen in Verbindung. Sein Anliegen ist es, die Homöopathie aus ihrer Isolation herauszuführen und mit Lehren der Schulmedizin in Beziehung zu setzen. Hierbei dient ihm der Versuch einer biochemischen Charakteristik der menschlichen Konstitution als Bindeglied. So unterscheidet er eine hydrogenoide, carbonitrogene und oxygenoide Konstitution. Entsprechend dem im 19. Jahrhundert verbreiteten Wortverständnis bezieht von Grauvogl den Konstitutionsbegriff allein auf die körperliche Ebene und hebt gleichzeitig die Tendenz zu spezifischen Krankheitsdispositionen hervor. Nach seinem Tod im Jahre 1877 treten in der Homöopathie konstitutionelle Fragen zunächst wieder in den Hintergrund; eine Tendenz, die vollkommen der Entwicklung in der Schulmedizin entspricht, denn gerade im späten 19. Jahrhundert herrscht durch die neu aufkommenden Wissenschaften der Pathologie und Bakteriologie ein ausgeprägt lokalistisches Krankheitsverständnis und gleichzeitig eine starke Betonung exogener Krankheitsursachen vor. Dieses Extrem erfährt jedoch um die Jahrhundertwende, und verstärkt in den ersten Jahrzehnten des 20. Jahrhunderts, vor allem durch die Erfahrungen in der medizinischen Praxis eine entscheidende Relativierung, so daß die Bedeutung von Disposition und Konstitution für das Verständnis und die Therapie von Krankheiten wieder in den Vordergrund rückt. Diese Entwicklung trifft in der homöopathischen Lehre auf fruchtbaren Boden. Insbesondere durch die naturwissenschaftlich-kritische Schule der Homöopathie, welche die Verbindung von Homöopathie und Schulmedizin anstrebt, wird nun das neue Gedankengut aufgenommen und zu der homöopathischen Lehre in Beziehung gesetzt. Dabei werden Parallelen von schulmedizinischen Typen der Krankheitsdisposition, aber auch körperbauorientierten und funktionell charakterisierten Typologien zu den dreigegliederten Beschreibungen Hahnemanns und von Grauvogls gezogen; der theoretische Hintergrund deren beider Lehren wird dabei allerdings sehr unterschiedlich bewertet.

Zusammenfassend entsteht das Bild einer individuelleren und einer allgemeineren Ebene typologischer Betrachtung in der Homöopathie. Während in der erstgenannten quasi Individualitäten beschrieben werden, faßt die zweite diese Individualitäten weiter zu größeren Gruppen zusammen, denn sowohl den Miasmen Hahnemanns als auch den

Konstitutionen nach von Grauvogl sind einzelne homöopathische Arzneimittel-Typen zugeordnet. An dieser Stelle sei nun der Blick zurück gewandt. In Anlehnung an den Medizinhistoriker Sigerist wurden einleitend zwei polare Systematisierungstendenzen in der Medizin angesprochen: eine, die sich am Menschen orientiert, und eine andere, die statt dessen ihre Einteilung anhand von Krankheiten trifft. Für ein im wirklichen Sinn ganzheitliches Medizinkonzept erscheint es notwendig, daß das Bemühen um die Erkenntnis der körperlich-seelisch-geistigen Individualität des Patienten auch seine konkrete Krankheitssituation sowie die zugrundeliegende Disposition erfaßt und weiter diese Erkenntnis auch therapeutisch relevant wird. Vor diesem Hintergrund ist also eine Synthese der beiden Systematisierungsansätze anzustreben, für die auch Sigerist eintritt, wenngleich er ihre Realisierbarkeit gleichzeitig auch anzweifelt. Abschließend stellt sich daher nun die Frage, inwiefern die konstitutionelle Betrachtungsweise in der Homöopathie eine solche Synthese ermöglicht. Gerade in dem homöopathischen Arzneimittel-Typus handelt es sich um eine Beschreibung, die quasi das Bild einer Individualität in ihrer körperlich-seelisch-geistigen Charakteristik zeichnet, wodurch der einzelne Mensch im Zentrum der Betrachtung steht. Charakteristischerweise können in dieses Bild sämtliche konstitutionstypologische Beschreibungen einbezogen werden, so daß dadurch auch eine Zusammenschau der verschiedensten Typologien möglich wird, welche sonst wegen ihrer teils sehr divergierenden Blickrichtung nur schwierig aufeinander zu beziehen sind. So werden unter anderem auch Typen der Krankheitsdisposition in Zusammenhang mit einzelnen Arzneimittel-Typen gebracht. Dadurch entsteht nun gleichzeitig ein Bezug zu der allgemeineren Ebene typologischer Betrachtung, in der die Miasmen und die Konstitutionen nach von Grauvogl insbesondere mit solchen Typen der Disposition verbunden werden. So scheinen in der allgemeineren und insbesondere in der individuelleren Ebene homöopathisch-typologischer Betrachtung, die Systematik am Menschen und auch an der Krankheit zusammenzufließen, wobei der therapeutische Ansatz - und dies ist eine Besonderheit der Homöopathie - gleichzeitig mitangelegt ist.

5 Literatur

Nachschlagewerke

HÖFLER, Max: *Deutsches Krankheitsnamen-Buch*. Mit einem Vorwort von Karl-Heinz Weimann, Hildesheim/ New York 1970 (Reprographischer Nachdruck der Ausgabe München 1899).

Duden Etymologie. Herkunftswörterbuch der deutschen Sprache: 2., völlig neu bearb. und erw. Aufl. von Günther Drosdowski, Mannheim/ Wien/ Zürich 1989 [= Der Duden, Bd. 7].

Encyclopädie der medicinischen Wissenschaften nach dem Dictionnaire de Médicine frei bearb. und mit nöthigen Zusätzen vers.: In Verbindung mit mehreren deutschen Aerzten hg. von Friedr. Ludwig Meissner , Bd. 1, Leipzig 1830.

dasselbe: Bd. 3, Leipzig 1830.

dasselbe: Bd. 5, Leipzig 1831.

dasselbe: In Verbindung mit mehreren deutschen Ärzten hg. von Friedr. Ludwig Meissner und Carl Christian Schmidt, Bd. 9, Leipzig 1832.

dasselbe: Bd. 12, Leipzig 1833.

Encyclopädisches Wörterbuch der medicinischen Wissenschaften: Hg. von C.F. v. Gräfe/ C.W. Hufeland/ H.F. Link/ K.A. Rudolphi/ E. v. Siebold, Bd. 2, Berlin 1828.

dasselbe: Hg. von D.W.H. Busch/ C.F. v. Gräfe/ C.W. Hufeland/ H.F. Link/ K.A. Rudolphi, Bd. 7, Berlin 1831.

dasselbe: Bd. 8, Berlin 1832.

dasselbe: Bd. 9, Berlin 1833.

dasselbe: Hg. von D.W.H. Busch/ C.F. v. Gräfe/ E. Horn/ H.F. Link/ J. Müller/ E. Osann, Bd. 15, Berlin 1837.

dasselbe: Hg. von D.W.H. Busch/ J.F. Dieffenbach/ J.F.C. Hecker/ E. Horn/ J.C. Jüngken, H.F. Link/ J. Müller, Bd. 33, Berlin 1845.

Handlexikon der Medizin: Hg. von Günter Thiele, 2 Bde., München/ Wien/ Baltimore 1980.

Historisches Wörterbuch der Philosophie: Hg. von Karlfried Gründer/ Joachim Ritter, völlig neubearb. Ausgabe des <Wörterbuchs der Philosophischen Begriffe> von Rudolf Eisler, Bd. 8, Basel 1992.

Lexikon der Psychologie: Hg. von Wilhelm Arnold/ Jürgen Eysenck/ Richard Meili, Neuausgabe, Freiburg/ Basel/ Wien 1980.

Meyers Großes Konversationslexikon. Ein Nachschlagewerk des allgemeinen Wissens: 6., gänzlich neubearb. und verm. Aufl., Bd. 1, Leipzig/ Wien 1902.

dasselbe: Bd. 3, Leipzig/ Wien 1903.

dasselbe: Bd. 4, Leipzig/ Wien 1903.

dasselbe: Bd. 5, Leipzig/ Wien 1903.

dasselbe: Bd. 8, Leipzig/ Wien 1904.

dasselbe: Bd. 9, Leipzig/ Wien 1905.

dasselbe: Bd. 11, Leipzig/ Wien 1905.

dasselbe: Bd. 15, Leipzig/ Wien 1906.

dasselbe: Bd. 19, Leipzig/ Wien 1908.

Meyers Konversations-Lexikon. Eine Encyklopädie des allgemeinen Wissens: 3., gänzlich umgearb. Aufl., Bd. 1, Leipzig 1874.
dasselbe: Bd. 4, Leipzig 1875.
dasselbe: Bd. 5, Leipzig 1875.
dasselbe: Bd. 8, Leipzig 1876.
dasselbe: Bd. 9, Leipzig 1976.
dasselbe: Bd. 10, Leipzig 1877.
dasselbe: Bd. 15, Leipzig 1878.

Philosophisches Wörterbuch: Begründet von Heirich Schmidt, neu bearb. von Georgi Schischkoff, 21. Aufl., Stuttgart 1982 [= Kröners Taschenausgabe, Bd. 13].

Pschyrembel Klinisches Wörterbuch mit klinischen Syndromen und Nomina Anatomica: Bearb. von der Wörterbuchred. des Verl. unter der Leitung von Christoph Zink, 255., völlig überarb. u. stark erw. Aufl., Berlin/ New York 1986.

Psychologisches Wörterbuch: Hg. von Friedrich Dorsch/ Hartmut Häcker/ Kurt-Hermann Stapf, Red. Horst Ries, 11., erg. Aufl., Bern/ Stuttgart/ Toronto 1987.

Real-Encyclopädie der gesammten Heilkunde. Medicinisch-chirurgisches Handwörterbuch für praktische Aerzte: Hg. von Albert Eulenburg, 3., gänzlich umgearb. Aufl., Bd. 5, Wien/ Leipzig 1895.
dasselbe: Bd. 22, Berlin/ Wien 1899.
dasselbe: Bd. 24, Berlin/ Wien 1900.

Reallexikon der Medizin und ihrer Grenzgebiete: Bd. 1, München/ Berlin/ Wien 1966.
dasselbe: Bd. 2, München/ Berlin/ Wien 1967.
dasselbe: Bd. 3, München/ Berlin/ Wien 1969.
dasselbe: Bd. 4, München/ Berlin/ Wien 1971.
dasselbe: Bd. 5, München/ Berlin/ Wien 1973.
dasselbe: Bd. 6, München/ Berlin/ Wien 1974.

Vollständige Bibliothek oder encyclopädisches Real-Lexikon der gesammten theoretischen und praktischen Homöopathie zum Gebrauch für Aerzte, Wundärzte ...: Nach ihrem gegenwärtigen Stadpunkte bearb. von einem Vereine mehrer Homöopathiker, Bd. 1, Leipzig 1835.
dasselbe: Bd. 2, Leipzig 1836.
dasselbe: Bd. 3, Leipzig 1837.
dasselbe: Bd. 5, Leipzig 1838.

Vollständige Bibliothek oder encyclopädisches Real-Lexikon der gesammten theoretischen und praktischen Medizin mit Rücksicht auf die Homöopathie. Zum Gebrauch für Ärzte, Wundärzte ...: Nach ihrem gegenwärtigen Stadpunkte bearb. von einem Vereine von praktischen Aerzten, Bd. 1, Leipzig 1843.
dasselbe: Bd. 2, Leipzig 1843.
dasselbe: Bd. 5, Leipzig 1843.

Wörterbuch der Psychologie: Hg. von Günter Clauß u.a., 3., neubearb. Aufl., Köln 1983.

Wörterbuch der Psychologie und ihrer Grenzgebiete: Kurt von Sury, 4., vollst. neu bearb. u. erw. Aufl., Olten 1974.

Allgemeine Literatur

ASCHNER, Bernhard: *Lehrbuch der Konstitutionstherapie. Technik der Allgemeinbehandlungsmethoden*, 7. Aufl., Stuttgart 1953.

BÄUMER, Änne: NS-Biologie, Stuttgart 1990 [= Edition Universitas].

BAUER, Julius: *Die konstitutionelle Disposition zu inneren Krankheiten*, Berlin 1917.

BOHNENBERGER, Matthias J.: *Die Erfahrungsheillehre Johann Gottfried Rademachers (1772-1850) und ihre Auswirkungen*. Med. Diss., München 1985.

BOURDIEU, Pierre: *Zur Soziologie der symbolischen Formen*, 1. Aufl., Frankfurt 1974 [= Suhrkamp Taschenbuch Wissenschaft, 107].

BRELAGE, Manfred: *Studien zur Transzendentalphilosophie*, Berlin 1965.

CONRAD, Klaus: *Der Konstitutionstypus. Theoretische Grundlegung und praktische Bestimmung*, 2., veränd. Aufl., Berlin/ Göttingen/ Heidelberg 1963.

DIEPGEN, Paul: *Medizin und Kultur. Gesammelte Aufsätze*, hg. von W. Artelt/ E. Heischkel, J. Schuster, Stuttgart 1938.

derselbe: *Geschichte der Medizin. Die historische Entwicklung der Heilkunde und des ärztlichen Lebens*, Bd. 1: *Von den Anfängen der Medizin bis zur Mitte des 18. Jahrhunderts*, Berlin 1949.

derselbe: *Geschichte der Medizin. Die historische Entwicklung der Heilkunde und des ärztlichen Lebens*, Bd. 2,1: *Von der Medizin der Aufklärung bis zur Begründung der Zellularpathologie (etwa 1740-1858)*, 2., erg. und erw. Aufl., Berlin 1959.

derselbe: *Geschichte der Medizin. Die historische Entwicklung der Heilkunde und des ärztlichen Lebens*, Bd. 2,2: *Die Medizin vom Beginn der Zellularpathologie bis zu den Anfängen der Modernen Konstitutionslehre (etwa 1858-1900). Mit einem Ausblick auf die Entwicklung der Heilkunde in den letzten 50 Jahren*, 2., durchges. Aufl., Berlin 1969.

derselbe: *Die Stellung der nosologischen Systeme in der Geschichte der Medizin*, in: Sudhoffs Archiv für Geschichte der Medizin und der Naturwissenschaften 34 (1941), S. 61-67.

EIGNER, Anton: *Zur Theorie des Typusbegriffes*, in: Zeitschrift für Psychologie 151 (1942), S. 257-288.

GÜNTHER, Hans F.K.: *Die Grundlagen der biologischen Konstitutionslehre*, Leipzig 1922.

derselbe: *Rassenkunde des deutschen Volkes*, 15., mit der umgearb. 14. gleichlautende Aufl., München 1930.

derselbe: *Kleine Rassenkunde des deutschen Volkes*, München/ Berlin 1943.

HAUSWIRTH, Otto: *Vegetative Konstitutionstherapie*, Wien 1953.

HEYDE, Johannes Erich: *Wege zur Klarheit. Gesammelte Aufsätze*, Berlin 1960.

HIRSCHFELD, Ernst: *Romantische Medizin. Zu einer künftigen Geschichte der naturphilosophischen Ära*, in: Kyklos. Jahrbuch für Geschichte und Philosophie der Medizin 3 (1930), S. 1-89.

JÜRGENS, Hans W./ VOGEL, Christian: *Beiträge zur menschlichen Typenkunde*, Stuttgart 1965.

KLOOS, Gerhard: *Die Konstitutionslehre von Carl Gustav Carus mit besonderer Berücksichtigung seiner Physiognomik.* Mit einem Geleitwort von Karl Jaspers, Basel/New York 1951.

KOCH, Gerhard: *Die Gesellschaft für Konstitutionsforschung. Anfang und Ende 1942-1965. Die Institute für Anthropologie, Rassenbiologie, Humangenetik an den deutschen Hochschulen. Die Rassenpolitischen Ämter der Jahre 1933-1945*, Erlangen 1985.

KOCH, R.: *Die moderne Konstitutionspathologie in ihrem Verhältnis zur Lehre Galens*, in: Deutsche medizinische Wochenschrift 50,2 (1924), S. 1428.

KRACK, Niels: *Dr. Johann Gottfried Rademacher: Sein Leben, Seine Lehre, seine Heilmittel und wir*, Heidelberg 1984.

KRETSCHMER, Ernst: *Der Typus als erkenntnistheoretisches Problem*, in: Studium Generale. Zeitschrift für die Einheit der Wissenschaften im Zusammenhang ihrer Begriffsbildungen und Forschungsmethoden 4 (1951), S. 399-401.

derselbe: *Körperbau und Charakter. Untersuchungen zum Konstitutionsproblem und zur Lehre von den Temperamenten*, 23., wesentlich verb. und verm. Aufl., Berlin/ Göttingen/ Heidelberg 1961.

KRÜGEL, Rainer: *Friedrich Martius und der Konstitutionelle Gedanke*, Frankfurt am Main/ Bern/ New York/ Nancy 1984 [= Marburger Schriften zur Medizingeschichte, Bd. 11].

LEICH, Hermann: *Franciscus Sylvius' Lehre von den Schärfen*. Med. Diss., Tübingen 1993.

LICHTENTHAELER, Charles: *Geschichte der Medizin. Die Reihenfolge ihrer Epochen-Bilder und die treibenden Kräfte ihrer Entwicklung.* Bd. 1: *Vorgeschichte, Antike und Mittelalter*, 3., verb. und erg. Aufl., Köln-Lövenich 1982.

NEUBURGER, Max: *Zur Geschichte der Konstitutionslehre,* in: Zeitschrift für angewandte Anatomie und Konstitutionslehre 1 (1914), S. 4-10.

PROBST, Johannes: *Die Entwicklung der Konstitutionslehre zwischen 1911 und 1980.* Inaugural-Dissertation, Freiburg i. Br. 1982.

PROPPING, Peter/ SCHROTT, Heinz (Hg.): *Wissenschaft auf Irrwegen: Biologismus - Rassenhygiene - Eugenik.* Mit Beiträgen von Georg Lilienthal ..., Bonn/ Berlin 1992 [= Studium universale, Bd. 17].

PUCHELT, Friedrich August Benjamin: *Beiträge zur Medicin als Wissenschaft und Kunst.* Erstes Bändchen: *Ueber die individuelle Konstitution und ihren Einfluß auf die Entstehung und den Charakter der Krankheiten*, Leipzig 1823.

RADEMACHER, Johann Gottfried: *Rechtfertigung der von den Gelehrten misskannten, verstandesrechten Erfahrungsheillehre der alten scheidekünstigen Geheimärzte und treue Mittheilung des Ergebnisses einer 25jährigen Erprobung dieser Lehre am Krankenbette.* 4. Ausgabe, Bd. 1, 1851 Berlin.

derselbe: *Rechtfertigung der von den Gelehrten misskannten, verstandesrechten Erfahrungsheillehre der alten scheidekünstigen Geheimärzte und treue Mittheilung des Ergebnisses einer 25jährigen Erprobung dieser Lehre am Krankenbette*, Bd. 2, 1852 Berlin.

ROTHSCHUH, Karl Ed.: *Konzepte der Medizin in Vergangenheit und Gegenwart*, 1. Aufl., Stuttgart 1978.

SCHICK, Christoph P.: *Konstitutionelle Diagnostik*, in: Handbuch der Psychologie in 12 Bänden, hg. von Prof. Dr. K. Gottschaldt/ Prof Dr. Ph. Lersch/ Prof. Dr. F. Sander/ Prof. Dr. H. Thomae, Bd. 6: *Psychologische Diagnostik*, hg. von Prof. Dr. R. Heiss unter Mitwirkung von Prof. Dr. K. J. Groffmann/ Priv.Doz. Dr. L. Michel, 2., unveränd. Aufl, Göttingen 1964, S. 837-867.

SCHÖNER, Erich: *Das Viererschema in der antiken Humoralpathologie*. Mit einem Vorwort und einer Tafel von Robert Herrlinger, Wiesbaden 1964 [= Sudhoffs Archiv für Geschichte der Medizin und der Naturwissenschaften. Beihefte, Heft 4].

SEGAL, Lilli: *Die Hohenpriester der Vernichtung: Anthropologen, Mediziner und Psychiater als Wegbereiter von Selektion und Mord im Dritten Reich*, Berlin 1991 [= Schriftenreihe Geschichte].

SEIDLER, Horst/ RETT, Andreas: *Rassenhygiene. Ein Weg in den Nationalsozialismus*, Wien/ München 1988.

SEIFFERT, August: *Die kategoriale Stellung des Typus*, in: Beihefte zur Zeitschrift für philosophische Forschung 7 (1953), S. 2-70.

SHRYOCK, Richard H.: *Die Entwicklung der modernen Medizin in ihrem Zusammenhang mit dem sozialen Aufbau und den Naturwissenschaften*. Mit einem Geleitwort von Prof. Dr. Paul Diepgen, Stuttgart 1940.

SIGERIST, Henry E.: *Wandlungen des Konstitutionsbegriffs*, in: Karlsbader Ärztliche Vorträge 10 (1929), S. 97-108.
derselbe: *Einführung in die Medizin*, Leipzig 1931.

STRUNZ, Kurt: *Zur Methologie der psychologischen Typenforschung*, in: Studium Generale. Zeitschrift für die Einheit der Wissenschaften im Zusammenhang ihrer Begriffsbildungen und Forschungsmethoden 4 (1951), S. 402-415.
derselbe: *Das Problem der Persönlichkeitstypen*, in: Handbuch der Psychologie in 12 Bänden, hg. von Prof. Dr. Ph. Lersch/ Prof. Dr. F. Sander/ Prof. Dr. H. Thomae, Bd. 4: *Persönlichkeitsforschung und Persönlichkeitstheorie*, hg. von Prof. Dr. Lersch/ Prof. Dr. H. Thomae, 2., unveränd. Aufl., Göttingen 1960, S. 155-221.

TANDLER, Julius: *Konstitution und Rassenhygiene*, in: Zeitschrift für angewandte Anatomie und Konstitutionslehre 1 (1914), S. 11-26.

TROLL, Wilhelm: *Biomorphologie und Biosystematik als typologische Wissenschaften*, in: Studium Generale 4 (1951), S. 376-389.

WEINGART, Peter/ KROLL, Jürgen/ BAYERTZ, Kurt: *Rasse, Blut und Gene: Geschichte der Eugenik und Rassenhygiene in Deutschland*, 1. Aufl., Frankfurt 1988.

Homöopathische Literatur

AEGIDI: *Die drei Grundcharaktere*, in: Allgemeine homöopathische Zeitung 68 (1864), S. 49-50.

derselbe: *Noch Etwas zu den v. Grauvogl'schen "Grundcharakteren"*, in: Allgemeine homöopathische Zeitung 68 (1864), S. 125-126.

ALLEN, Henry J.: *Die Chronischen Krankheiten. Die Miasmen*, 1. Aufl., Aachen 1987.

ALLENDY, R.: *Opotherapie und Konstitution*, in: Deutsche Zeitschrift für Homöopathie 47 (9) (1930), S. 9-13.

ALTSCHUL: *Systematisches Lehrbuch der theoretischen und praktischen Homöopathie*, Sondershausen 1858.

ASSMANN, Erich: *Homöopathische Konstitutionsfragen*, in: Deutsche Zeitschrift für Homöopathie 50 (13) (1934), S. 209-216.

derselbe: *Diskussionsbeitrag zum Aufsatz von Paul Mössinger*, in: Deutsche Homöopathische Monatsschrift 7 (1956), S. 502-504.

BERGMANN, Hans: *Der Grundfehler der heutigen Konstitutionsforschung und seine Überwindung*, in: Hippokrates 14 (1943), S. 559-560.

BEUCHELT, Hellmuth: *Praxis der wissenschaftlichen Homöopathie mit differentialdiagnostischen Tabellen*, Bd. 1, Leipzig 1949.

derselbe: *Praxis der wissenschaftlichen Homöopathie mit differentialdiagnostischen Tabellen*, Bd. 2, Leipzig 1950.

derselbe: *Anthropologische, klinische und homöopathische Konstitutionstypen*, in: Deutsche Homöopathische Monatsschrift 5 (1954), S. 293-300.

derselbe: *Homöopathische Reaktionstypen in Wort und Bild*, in: Documenta homoeopathica 2 (1979), S. 197-202.

derselbe: *Konstitutions- und Reaktionstypen in der Medizin mit Berücksichtigung ihrer therapeutischen Auswertbarkeit in Wort und Bild*, 7., verb. Aufl. Heidelberg 1983.

BLOSS, W.: *Homöopathische Behandlung Asthmakranker*, in: Deutsche Homöopathische Monatsschrift 2 (1951), S. 33-47.

BOENNINGHAUSEN, C. von: *Die Aphorismen des Hippokrates nebst den Glossen eines Homöopathen*, Leipzig 1863.

derselbe: *Bönninghausen's Therapeutisches Taschenbuch*, neu hg. von E.S. Fries, Leipzig 1897.

derselbe: *Bönninghausens kleine medizinische Schriften*, hg. von Klaus-Henning Gypser, Heidelberg 1984.

BOJANUS, C.: *Der 31. December 1871. Eine Sylvesterbetrachtung*, in: Allgemeine homöopathische Zeitung 84 (1872), S. 26-30.

derselbe: *Dr. Eduard v. Grauvogl. (Nekrolog nebst biographischer Skizze)*, in: Allgemeine homöopathische Zeitung 96 (1878), S. 31-32, 46-48, 62-63.

BOJANUS, senior: *Zu den Constitutionen Grauvogl's*, in: Allgemeine homöopathische Zeitung 130 (1895), S. 108-109.

BORCHMANN: *Vortrag des Dr. Borchmann über Neurathenie*, in: Zeitschrift des Berliner Vereins homöopathischer Ärzte 26 (1907), S. 40-45.

BORLAND, D. M.: *Kindertypen*. Freie Übertragung und Bearbeitung nach Borlands "Children's Types" von Dr. med. Heinz Zuela. Mit einem Repertorium von Dr. med. W. Wedepohl, Ulm 1961.

BREYER, Hans: *Die Schichten der Aehnlichkeit*, in: Deutsche Zeitschrift für Homöopahie 43 (5) (1926), S. 2-22.

derselbe: *Die Schichten der Ähnlichkeit*, in: Hippokrates 7 (1936), S. 640-648, 688-692, 712-715.

BUCHMANN, W.: *Homöopathie - Anthropologie*, in: Zeitschrift für Klassische Homöopathie 23 (1979), S. 177-186.

CARTIER: *Die Entstehungsgegend des Hustens im Kehlkopf, Husten der Neurastheniker und Reflexhusten*, in: Homöopathische Monatsblätter 42 (1917), S. 91-92.

DAHLKE: *Einige Bemerkungen über die Stellung der Homöopathie innerhalb des geistigen Lebens unserer Zeit*, in: Deutsche Zeitschrift für Homöopathie 40 (2) (1923), S. 97-112.

DEICHMANN, Hilmar: *Die Lehre von den HAHNEMANN'schen Miasmen in ihrer Bedeutung für die Homöopathie in Mexiko*, in: Zeitschrift für klassische Homöopathie 20 (1976), S. 1-11.

DEMARQUE, D.: *Gichtdiathese, Arthritismus und Psora*, in: Zeitschrift für klassische Homöopathie 4 (1960), S. 14-21.

DONNER: *Ueber Harnsäure bei Kindern*, in: Homöopathische Monatsblätter 20 (1895), S. 197-201.

derselbe: *Ueber Neurasthenie*, in: Homöopathische Monatsblätter 27 (1902), S. 2-5, 21-23.

DONNER, Fritz: *Der homöopathische Gedanke in der Medizin*, in: Hippokrates 8/2 (1937), S. 782-783.

DORCSI, Mathias: *Konstitutionswandel im Kindesalter*, in: Acta Homoeopathica 14 (1970), S. 68-73.

derselbe: *Prinzipien der Homöopathie*, in: Documenta homoeopathica 2 (1979), S. 83-97.

derselbe: *Kinderkonstitutionstherapie*, in: Documenta homoeopathica 2 (1979), S. 203-218.

derselbe: *Personotrope Medizin*, in: Documenta homoeopathica 4 (1981), S. 47-69.

derselbe: *Der Konstitutionsgedanke in der Homöopathie*, in: Documenta homoeo-pathica 5 (1982), S. 97-103. (1982)a.

derselbe: *Homöopathie*, Bd. 3: *Konstitution*, 3. Aufl., Heidelberg 1982. (1982)b.

derselbe: *Homöopathie*, Bd. 1: *Medizin der Person*, 5., verb. Auf., Heidelberg 1984.

EDERLE, R.: *Homöopathie und Konstitutionsprobleme*, in: Deutsche Zeitschrift für Homöopathie 39 (1) (1922), S. 97-110.

EICHELBERGER, Otto: *Klassische Homöopathie*, Bd. 1: *Lehre und Praxis*, 3. Aufl., Heidelberg 1983.

derselbe: *Zum Thema Miasma, Diathese und Konstitution*, in: Documenta homoeo-pathica 7 (1986), S. 145-155.

derselbe: *Klassische Homöopathie*, Bd. 2: *Praxis und Forschung*, 2., verb. Aufl., Heidelberg 1987.

derselbe: *Klassische Homöopathie*, Bd. 3: *Homöopathie und Anthroposophie*, Heidelberg 1987.

FOLKERT, Wilhelm: *Die Modalitäten als Grundlage der Konstitution in Beziehung gesetzt zu den innersekretorischen Drüsen und ihrer Behandlung*, in: Allgemeine homöopathische Zeitung 212 (1967), S. 259-267.

GAWLIK, Willibald: *Konstitutionstherapie bei leberkranken Menschen*, in: Deutsches Journal für Homöopathie 1 (1982), S. 173-178.

derselbe: *Arzneimittelbild und Persönlichkeit: Konstitutionsmittel in der Homöopathie*, Stuttgart 1990.

GERLACH, W.: *Konstitutionslehre und Homöopathie*, in: Deutsche Zeitschrift für Homöopathie 45 (7) (1928), S. 24-41.

GISEVIUS: *Bewußtsein und Homöopathie*, in: Deutsche Zeitschrift für Homöopathie 50 (13) (1934), S. 86-91.

GNAIGER, Jutta: *Die Miasmenlehre Ortegas in der Theorie*, in: Zeitschrift für klassische Homöopathie 26 (1982), S. 193-197.

dieselbe: *Die Miasmenlehre Ortegas in der homöopathischen Methodik*, in: Zeitschrift für klassische Homöopathie 27 (1983), S. 9-13.

dieselbe: *Die Miasmenlehre Ortegas im Rahmen ihres Menschen - und Weltbildes*, in: Zeitschrift für klassische Homöopathie 27 (1983), S. 14-18.

dieselbe: *Mexiko - Der Boden der Miasmenlehre Ortegas*, in: Zeitschrift für klassische Homöopathie 27 (1983), S. 59-63.

dieselbe: *Die Psoralehre heute*, in: Zeitschrift für klassische Homöopathie 29 (1985), S. 180-190.

GOULLON, H.: *V. Grauvogl's verschiedene Körperconstitutionen*, in: Allgmeine homöopathische Zeitung 76 (1868), S. 49-51, 57-58.

GRAUVOGL, Eduard von: *Zur Verständigung hinsichtlich der in No. 4 und 5 dieses Bandes enthaltenen kritischen Besprechung*, in: Allgemeine homöopathische Zeitung 61 (1860), S. 59-62, 67-69.

derselbe: *Das homöopathische Ähnlichkeitsgesetz*. Offenes Sendschreiben, Leipzig 1861.

derselbe: *Lehrbuch der Homöopathie*, 2 Bde., Nürnberg 1866.

GRIESSELICH, L.: *Handbuch zur Kenntnis der homöopathischen oder spezifischen Heilkunst. Auf dem Wege der Entwickelungsgeschichte*, Carlsruhe 1848.

GRUBEL: *Die Disposition*, in: Homöopathische Monatsblätter. Mitteilungen und Erfahrungen aus dem Gebiete der Homöopathie 29 (1904), S. 85-88, 107-110, 121-123.

HAEHL, Erich: *Die Homöopathie Hahnemanns und ihr Beitrag für die Medizin*, in: Deutsche Zeitschrift für Homöopathie 57 (20) (1941), S. 110-119, 147-154, 209-213, 241-248, 279-282, 333-339, 364-373. (1941)a.

derselbe: *Der homöopathische Konstitutionsbegriff und die Konstitutionslehre Grauvogls. Eine vergleichende Studie*, in: Allgemeine homöopathische Zeitschrift 189 (1941) S. 175-185. (1941)b.

derselbe: *Die homöopathische Konstitutionstherapie*, in: Hippokrates 14 (1943), S. 63-67.

HAEHL, R.: *Bakterien und Krankheitsdisposition*, in: Homöopathische Monatsblätter. Mitteilungen und Erfahrungen aus dem Gebiete der Homöopathie 34 (1909) S. 65-69, 91-93, 109-110, 120-122, 141-143.

HÄNNI, A.: *Typologische Anweisungen bei Hahnemann*, in: Documenta homoeopathica 2 (1979), S. 185-196.

HAHNEMANN, Samuel: *Die chronischen Krankheiten. Ihre eigentümliche Natur und homöopathische Heilung*. Unveränderter Nachdruck der Ausgabe letzter Hand mit einem Geleitwort von Prof. Dr. Hanns Rabe. Bde. 1-5, Ulm/Donau 1956 (1. Nachdruck der Ausgabe Dresden/ Leipzig 1835).

derselbe: *Organon der Heilkunst*. Nach der handschriftlichen Neubearbeitung Hahnemanns für die 6. Aufl. hg. und mit Vorwort vers. von Richard Haehl, Heidelberg 1991 (2. Nachdruck der Ausgabe Leipzig 1921).

derselbe: *Reine Arzneimittellehre*. Unveränderter Nachdruck der Ausgabe letzter Hand mit einem Geleitwort von Prof. Dr. Hanns Rabe. Bd. 1-6, Heidelberg 1979 (2. Nachdruck).

HARTLAUB, Carl Georg Christian: *Katechismus der Homöopathie oder kurze und faßliche Darstellung der Grundsätze des homöopathischen Heilverfahrens*. Für Aerzte und Nichtärzte, 4., verm. und verb. Aufl., Leipzig 1834.

HAUG, Alfred: *Die Reichsarbeitsgemeinschaft für eine Neue Deutsche Heilkunde (1935/36). Ein Beitrag zum Verhältnis von Schulmedizin, Naturheilkunde und Nationalsozialismus*. Hg. von Rolf Winau und Heinz Müller-Dietz, Husum 1985 [= Abhandlungen zur Geschichte der Medizin und der Naturwissenschaften, 50].

HEPPE: *Eine Erläuterung des homöopathischen Standpunktes*, in: Allgemeine homöopathische Zeitung 153 (1906), S. 53-57.

HEPPE, Richard: *Konstitution*, in: Allgemeine homöopathische Zeitung 172 (1924), S. 112-122.

HEUSER: *Einige Beispiele zu v. Grauvogl's hydrogenoider Constitution*, in: Allgemeine homöopathische Zeitung 116 (1888), S. 154-155, 164-165, 170-171, 178-180. Allgemeine homöopathische Zeitung 117 (1888), S. 5-6.

HICKMANN, Reinhard: *Das psorische Leiden der Antonie Volkmann: Edition und Kommentar einer Krankengeschichte aus Hahnemanns Krankenjournalen von 1819-1831*. Med. Diss., Würzburg 1993.

KÄSEMANN: *Dr. von Grauvogl und die Homöopathie einander gegenüberbetrachtet*, in: Allgemeine homöopathische Zeitung 43 (1852), S. 166-176, 180-189.

KELLER, G. von: *Ignatia und das konstitutionelle Denken in der Homöopathie*, in: Allgemeine homöopathische Zeitung 227 (1982), S. 3-13.

KIEFER, Karl: *Allgemeine Neurosen*, in: Homöopathische Monatsblätter 31 (1906), S. 1-5, 21-23, 36-37.

KIRN: *Zum Verständnis der hydrogenoiden Constitution*, in: Allgemeine homöopathische Zeitung 150 (1905), S. 65-67.

KÖHLER, Gerhard: *Lehrbuch der Homöopathie. Grundlagen und Anwendung*, Stuttgart 1982.

KÖNIG, F.: *Die Anfänge einer naturwissenschaftlich-kritischen Richtung in der Lehre Hahnemanns und ihr erster Vertreter, Moritz Müller*, in: Allgemeine homöopathische Zeitung 177 (1929), S. 289-310.

KRACK, Niels: Biotypen. *Versuch einer Synopsis der Konstitutionen für den praktischen Gebrauch*, Heidelberg 1980.

KRANZ, B.: *Altes und Neues über Skrofulose*, in: Berliner homöopathische Zeitschrift 33 (5) (1914), S. 90-107.

KRITZLER-KOSCH: *Der Tuberkuliniker nach L. Vannier*, in: Deutsche Homöopathische Monatsschrift 2 (1951), S. 129-140, 161-167.

KÜHNEN, W.: *Konstitution, Diathese und Modalitäten*, in: Documenta homoeopathica 2 (1979), S. 171-184.

derselbe: *Ätiologie und Diathese*, in: Documenta homoeopathica 6 (1985), S. 71-91.

LEERS, H.: *Die Rolle kleiner Mittel im Rahmen der Konstitutionsbehandlung*, in: Zeitchrift für Klassische Homöopathie 23 (1979), S. 75-76.

LEESER, Otto: *Erwiderung auf die "Bemerkungen" Dahlkes*, in: Deutsche Zeitschrift für Homöopathie 40 (2) 1923, S. 112-121.

derselbe: *Lehrbuch der Homöopathie*. Allgemeiner Teil: *Grundlagen der Heilkunde*. Neue Fassung, Stuttgart/ Berlin/ Zürich 1927.

derselbe: *Bemerkungen zum Konstitutionsproblem*, in: Deutsche Zeitschrift für Homöopathie 45 (7) (1928), S. 18-23.

derselbe: *Die Psoratheorie Hahnemanns und die moderne Konstitutionslehre*, in: Hippokrates 1 (1928/29), S. 154-166.

derselbe: *Rademacher und von Grauvogl in ihrem Verhältnis zur Konstitutionsauffassung in der Homöopathie mit einer Kritik der sog. Biochemie Schüsslers*, in: Hippokrates 3 (1930/31), S. 583-605.

derselbe: *Lehrbuch der Homöopathie*. Spezieller Teil: *Arzneimittellehre*. A: *Die mineralischen Heilmittel*, Stuttgart/ Leipzig 1933.

derselbe: *Lehrbuch der Homöopathie*. Allgemeiner Teil: *Grundlagen der Heilkunde*, 3., völlig neubearb. Aufl., Ulm 1963.

LESIGANG, Helga: *Konstitution*, in: Allgemeine homöopathische Zeitschrift 221 (1976), S. 99-107.

dieselbe: *Konstitutionswandel im Kindesalter*, in: Documenta homoeopathica 2 (1979), S. 219-231.

dieselbe: *Die Diathese in der Wiener Schule*, in: Documenta homoeopathica 7 (1986), S. 83-89.

LEUWER, Werner: *Das Wiedererwachen des Konstitutionsbegriffes in der Medizin*, in: Deutsche Zeitschrift für Homöopathie 50 (13) (1934), S. 127-137.

LUTZE, Arthur: *Lehrbuch der Homöopathie*, Cöthen 1860.

MARING, Günter: *Über die Behandlung der Nierensteinkrankheit*, in: Zeitschrift für klassische Homöopathie 6 (1962), S. 260-270.

MATTISCH, G.: *Personotrope Arzneimittelfindung*, in: Documenta homoeopathica 4 (1981), S. 33-44.

derselbe: *Konstitution und Asthma bronchiale*, in: Documenta homoeopathica 5 (1982), S. 137-145

MAY, W.: *Die asthenische Konstitution*, in: Allgemeine homöopathische Zeitschrift 231 (1986), S. 19-23.

MENG, Heinrich: *Über Erkrankung und Behandlung des lymphatischen Rachenrings*, in: Berliner homöopathische Zeitschrift 37 (1918/19), S. 66-91.

derselbe: *Moderne Konstitutionsbegriffe im Lichte der Homöopathie*, in: Homöopathische Monatsblätter. Mitteilungen aus dem Gebiete der Homöopathie 44 (1919), S. 3-5, 13-15, 25-27.

derselbe: *Ueber Skrophulo-Tuberkulose*, in: Homöopathische Monatsblätter 46 (1921), S. 45-46.

derselbe: *Über zwei Schlagworte in der modernen Medizin*, in: Deutsche Zeitschrift für Homöopathie 39 (1) (1922), S. 19-22.

MEZGER, Julius: *Welche Einflüsse bestimmen die Krankheitsdisposition des heranwachsenden Kindes?*, in: Homöopathische Monatsblätter 55 (1930), S. 49-52, 65-67, 83-85.

derselbe: *Bemerkungen zur Sulfur-Konstitution*, in: Deutsche Zeitschrift für Homöopathie 55 (18) (1939), S. 95-102.

derselbe: *Kompendium der homöopathischen Therapie*, Stuttgart 1950.

MOESER, H.: Ein Beitrag zur Behandlung der Skrofulose, in: Homöopathische Monatsblätter 25 (1900), S. 97-100.

MÖSSINGER, Paul: *Kritische Betrachtungen zur heutigen Homöopathie am Beispiel der Pulsatilla*, in: Deutsche Homöopathische Monatsschrift 7 (1956), S. 489-502.

derselbe: *Schlusswort*, in: Deutsche Homöopathische Monatsschrift 7 (1956), S. 510-513.

derselbe: *Zur Geschichte des Konstitutionsbegriffes in der Homöopathie*, in: Allgemeine homöopathische Zeitung 215 (1970), S. 145-152.

MOSSA: *Zu v. Grauvogl's carbonitrogener Körperkonstitution*, in: Allgemeine homöopathische Zeitung 89 (1874), S. 52-53, 59-60, 68-69, 75.

derselbe: *V. Grauvogl und das Aehnlichkeitsgesetz*, in: Allgemeine homöopathische Zeitung 146 (1903), S. 17-19.

MÜLLER, O.: *Was ist Konstitution!*, in: Deutsche Zeitschrift für Homöopathie 51 (14) (1935), S. 85-94, 124-133.

MÜNCH, Wilhelm: *Homöopathische Konstitutionen und Arzneitypen*, in: Allgemeine homöopathische Zeitung 212 (1967), S. 548-552.

OEMISCH, Reinhard: *Über die Ursache homöopathischer Mißerfolge*, in: Berliner homöopathische Zeitschrift 33 (5) (1914), S. 9-29.

derselbe: *Die Bewertung der Symptome*, in: Berliner homöopathische Zeitschrift 37 (9) (1918/19), S. 105-130.

derselbe: *Über konstitutionelle Behandlung*, in: Deutsche Zeitschrift für Homöopathie 45 (7) (1928), S. 76-82, 105-108.

derselbe: *Wesen und Bedeutung der homöopathischen Konstitutionsbehandlung im eugenischen Sinne*, in: Deutsche Zeitschrift für Homöopathie 50 (13) (1934), S. 140-148.

derselbe: *Konstitution und Kent*, in: Deutsche Zeitschrift für Homöopathie 54 (17) (1938), S. 21-23.

ORTLOFF, H.: *Gedanken und Beobachtungen über Staphisagriawirkungen*, in: Deutsche Homöopathische Monatsschrift 6 (1955), S. 39-43.
derselbe: *Homöopathie und Konstitution*, in: Allgemeine homöopathische Zeitschrift 204 (1959), S. 393-401, 461-481.

PFEIFFER, H.: *Konstitutionstherapie am Beispiel von Calcium carbonicum*, in: Allgeeine homöopathische Zeitschrift 231 (1986), S. 108-114.

QUILISCH, Werner: *Homöopathie als Therapie der Person. Arzneimittellehre und Therapie auf physiologischer Grundlage*, Berlin-Saulgau 1949.

RABE, Hanns: *Das psychische Symptom im Arzneimittelbild einiger Mineralien*, in: Deutsche Homöopathische Monatsschrift 3 (1952), S. 65-75.

RECHEIS, Romed: *Die Regulationstypen nach Dr. Manfred Curry und ihre Bedeutung für die Homöopathie*, (unveröffentlichtes Manuskript).

S.: *Die Skrophulose mit ihren Folgeerscheinungen und deren homöopathische Behandlung*, in: Homöopathische Monatsblätter 38 (1913), S. 90-92.

S., M.: *Nervenschwache (neuropathische) Kinder*, in: Homöopathische Monatsblätter 52 (1927), S. 83-85.

SACHSENWEGER, A.: *Die Neurasthenie*, in: Homöopathische Monatsblätter 45 (1920), S. 39-41.

SALLER, Karl: *Diagnosen, Symptome, Modalitäten. Arzneimittelbilder und Konstitutionen in der homöopathischen Praxis*, in: Deutsche Zeitschrift für Homöopathie 57 (20) (1941), S. 257-262.
derselbe: *Homöopathische Konstitutionslehre*, Berlin/ Tübingen/ Saulgau 1946.
derselbe: *Konstitution und Medizin (Konstitutionsmedizin)*, in: Hippokrates 18 (1947), S. 1-9.
derselbe: *Anthropologie - Anthropotherapie. Zur Einleitung einer Konstitutionslehre*, in: Hippokrates 18 (1947), S. 148-153.
derselbe: *Similesatz und Konstitutionsregel. Zur Grundlegung einer differenzierenden Konstitutionstherapie*, in: Hippokrates 18 (1947), S. 188-197.
derselbe: *Konstitution und Vererbung*, in: Hippokrates 19 (1948), S. 321-328.

SAVELSBERG, K.: *Konstitution und konstitutionelle Behandlung unter besonderer Berücksichtigung der homöopathischen Konstitutionsmittel*, in: Deutsche Zeitchrift für Homöopathie 59 (22) (1943), S. 65-78, 97-110.

SCHEIDEGGER, Edwin: *Konstitutionsfragen und Konstitutionsforschung*, in: Allgemeine homöopathische Zeitung 176 (1928), S. 269-286.
derselbe: *Konstitutionsfragen und Konstitutionsforschung (Spezieller Teil)*, in: Allgemeine homöopathische Zeitung 177 (1929), S. 310-328.

SCHIMERT, G.: *Das Wesen der Neurasthenie und ihre Bekämpfung mit besonderer Berücksichtigung des homöopathischen Standpunktes*, in: Homöopathische Monatsblätter 39 (1914), S. 1-3, 13-15, 26-28, 38-40, 52-53, 95-98, 118-121.

SCHLEGEL, Emil: *Die Stellung der Homöopathie zu den Grundfragen der Heilkunde. Eine allgemeine Einleitung in die Lehren Hahnemanns*. Besonders für Aerzte und Studirende der Medizin, Kiel 1883.

derselbe: *Die v. Grauvogl'schen Constitutions-Krankheiten und das Verhältnis der daraus hervorgehenden Causal-Indikationen zum homöopathischen Ähnlichkeits-Gesetz*, in: Internationale homöopathische Presse 7/8 (1876), S. 48-61.

SCHLÜTER-GÖTTSCHE, Gertrud: *Homöopathie als Typenbehandlung*, in: Zeitschrift für Klassische Homöopathie 10 (1966), S. 201-213.

SCHMIDT, Josef M.: *Die philosophischen Vorstellungen Samuel Hahnemanns bei der Begründung der Homöopathie (bis zum Organon der rationellen Heilkunde, 1810)*, München 1990.

SCHWARZHAUPT, Wilhelm: *Bemerkungen zu dem Aufsatz von P. Mössingers "Kritische Betrachtungen zur heutigen Homöopathie"*, in: Deutsche Homöopathiche Monatsschrift 7 (1956), S. 505-510.

SIECKMANN, Hermann Eduard: *Hahnemann und Goethe. Ein erkenntnistheoretischer Versuch*, in: Hippokrates 12/2 (1941), S. 865-868, 891-894.

derselbe: *Urphänomen Polarität und Steigerung*, in: Hippokrates 13 (1942), S. 3-5.

STAUFFER, Karl: *Homöotherapie*, 1. Aufl., Regensburg 1924.

derselbe: *Klinische Homöopathische Arzneimittellehre*, 2., verm. u. verb. Aufl., Regensburg 1926.

derselbe: *Homöotherapie*. Neubearbeitung von Dr. med. Walther Zimmermann, 5. Aufl., Regensburg 1965.

STIEGELE, Alfons: *Lahmann und Grauvogl. Eine vergleichende Studie*, in: Allgemeine homöopathische Zeitung 150 (1905), S. 166-170, 187-189, 197-199.

derselbe: *Konstitution und Homöopathie*, in: Deutsche Zeitschrift für Homöopathie 45 (7) (1928), S. 7-17.

derselbe: *Die Pathologie Hahnemanns*, in: Hippokrates 1 (1928/29), S. 386-421.

derselbe: *Klinische Homöopathie. Beiträge zu ihren Grundlagen.* Eine Sammlung von Aufsätzen und Vorträgen. Hg. und mit einer Einführung vers. von Dr. med. Hans Ritter, 2. Aufl., Stuttgart 1941.

STOCKEBRAND: *Konstitution der Frau*, in: Deutsche Zeitschrift für Homöopathie 52 (15) (1936), S. 229-239.

STOCKEBRAND, F.: *Konstitutionelle Behandlung in der Homöopathie*, in: Allgemeine homöopathische Zeitschrift 200 (1955), S. 113-122.

TAURER-ANGERER, M.: *Personotrope Medizin und menschliches Verhalten*, in: Documenta homoeopathica 4 (1981), S. 45-64.

TISCHNER, Rudolf: *Goethe und die Homöopathie. Auch ein Beitrag zum Goethejahr*, in: Allgemeine homöopathische Zeitschrift 180 (1932), S. 160-167. (1932)a.

derselbe: *Geschichte der Homöopathie*, Bd. 1: *Die Vorläufer der Homöopathie*, Leipzig 1932. (1932)b.

derselbe: *Geschichte der Homöopathie*, Bd. 2: *Hahnemann - Leben und Werk*, Leipzig 1934.

derselbe: *Geschichte der Homöopathie*, Bd. 3: *Ausbreitung der Homöopathie bis 1850*, Leipzig 1937.

derselbe: *Geschichte der Homöopathie*, Bd. 4: *Die Homöopathie seit 1850*, Leipzig 1939.

derselbe: *Hahnemann und die Begriffe des "Urphänomens", der "Polarität" und der "Steigerung"*, in: Hippokrates 13 (1942), S. 941-943.

derselbe: *Hahnemann und das ursächliche Denken*, in: Hippokrates 14 (1943), S. 79-84.

derselbe: *Hahnemann und Goethe. Ein Vergleich*, in: Hippokrates 18 (1947), S. 265-278.

derselbe: *Das Werden der Homöopathie. Geschichte der Homöopathie vom Altertum bis zur neuesten Zeit*, Stuttgart 1950.

derselbe: *Phänomenologisches und kausales Denken bei Hahnemann*, in: Deutsche Homöopathische Monatsschrift 7 (1956), S. 549-560.

derselbe: *Hahnemann's Leben und Lehre*, Ulm 1959.

UNGER, Herbert: *Diskussionsbeitrag zu Mössingers "Kritische Betrachtungen der heutigen Homöopathie"*, in: Deutsche Homöopathische Monatsschrift 7 (1956), S. 504-505.

UNGERN-STERNBERG, Manfred Freiherr von: *Thuja und Sykose, Impfung und Konstitution*, in: Allgemeine homöopathische Zeitschrift 216 (1971), S. 246-253.

VOORHOEVE, J. N.: *Homöopathische Konstitutionsmittel bei Tuberkulose*, in: Deutsche Zeitschrift für Homöopathie 55 (18) (1939), S. 300-308.

WASSILY: *Die wichtigsten Konstitutionsmittel*, in: Deutsche Zeitschrift für Homöopathie 50 (13) (1934), S. 183-187.

derselbe: *Die Homöopathie und ihre Beziehung zu psychophysischen Rassetypen*, in: Hippokrates 9/2 (1938), S. 1274-1276.

WINDELBAND: *Die Skrophulose und deren homöopathische Behandlung, im Gegensatz zur allopathischen*, in: Zeitschrift des Berliner Vereines homöopathischer Ärzte 7 (1888) S. 137-144, 284-290.

WISLICENUS, Oscar: *Kritische Besprechung: Die Grundgesetze der Physiologie, Pathologie und homöopathischen Therapie*, in: Allgemeine homöopathische Zeitung 61 (1860), S. 29-31, 37-39.